Katrin Koelle

Lebensmittel: Was ist drin?

Katrin Koelle

# Lebensmittel
# Was ist drin?

E-Nummern und
Inhaltsstoffe verstehen

GONDROM

**Katrin Koelle** hat sich nach dem Studium der Publizistik auf Ernährungsthemen spezialisiert und an verschiedenen Fachbüchern mitgearbeitet. Sie ist heute als freie Journalistin und Autorin in Hamburg tätig.



Covergestaltung: Christine Retz
Coverabbildung: Christiane Nützel
Illustrationen: Medienprojekte München

Wichtiger Hinweis:
Die in diesem Buch enthaltenen Informationen sind kein Ersatz für eine ärztliche Diagnose oder Behandlung. Patienten mit andauernden Beschwerden oder Krankheitssymptomen wenden sich bitte an einen Arzt. Eine Haftung des Verlags und seiner Beauftragten für Personen-, Sach- und Vermögensschäden ist ausgeschlossen.



001

ISBN-10: 3-8112-2854-4
ISBN-13: 978-3-8112-2854-2

5 4 3 2 1

*www.gondrom-verlag.de*

# Inhalt

## Genuss ohne Reue – geht das?

Wer nicht genießt, ist ungenießbar – an diesem Schlagertext ist durchaus etwas Wahres. Denken wir beim Essen nur an Kalorien, Nährwerte und mögliche Risiken, bekommen wir fast zwangsläufig schlechte Laune. Gesünder und glücklicher lebt, wer sich nicht nur ernährt, sondern auch Freude am Essen hat. Aber selbst für Genießer ist sie nicht immer ungetrübt. Lebensmittelskandale und Meldungen über schädliche Zusatzstoffe und Rückstände in Nahrungsmitteln verleiden oft den Spaß am Schlemmen. Viele von uns reagieren auf Hiobsbotschaften verunsichert: Was kann man denn eigentlich noch guten Gewissens und ohne Schaden zu nehmen essen und trinken?

Die Antwort ist: fast alles. Das Gute an schlechten Nachrichten aus dem Lebensmittelbereich ist: Sie schärfen die Aufmerksamkeit und sorgen für Verbesserungen. Nicht zuletzt wir Verbraucher haben mit unserer Empörung über BSE und andere Skandale dafür gesorgt, dass Lebensmittel so streng kontrolliert werden wie nie zuvor. Verbraucherschutzorganisationen haben zudem ein sehr waches Auge auf mögliche Gefahren. Mit dem stetig steigenden Gesundheitsbewusstsein wächst auch das Angebot an guten, gesunden und ausgewogenen Nahrungsmitteln, und die Lebensmittelverordnung sorgt dafür, dass wir schon auf dem Etikett erfahren, was wir in den Korb legen. Trotzdem gilt: Vertrauen ist gut, Kontrolle ist besser. Wir haben also die Wahl und eine Eigenverantwortung.

Wie gesund sind Obst, Gemüse, Fleisch und Fisch aus herkömmlichem oder ökologischem Anbau? Welche Zusatzstoffe stecken in Fertiggerichten, und welche können unserer Gesundheit schaden? Machen Light-Lebensmittel uns wirklich schlanker? Woran erkennen wir gute Qualität? Was bringen uns Lebensmittel mit Zusatzfunktion? Solche und viele andere Fragen beantwortet dieses Buch. Es soll Ihnen dabei helfen, gezielter und bewusster einzukaufen und unbeschwert zu genießen.

Guten Appetit!

E150c

E330

E306

E414

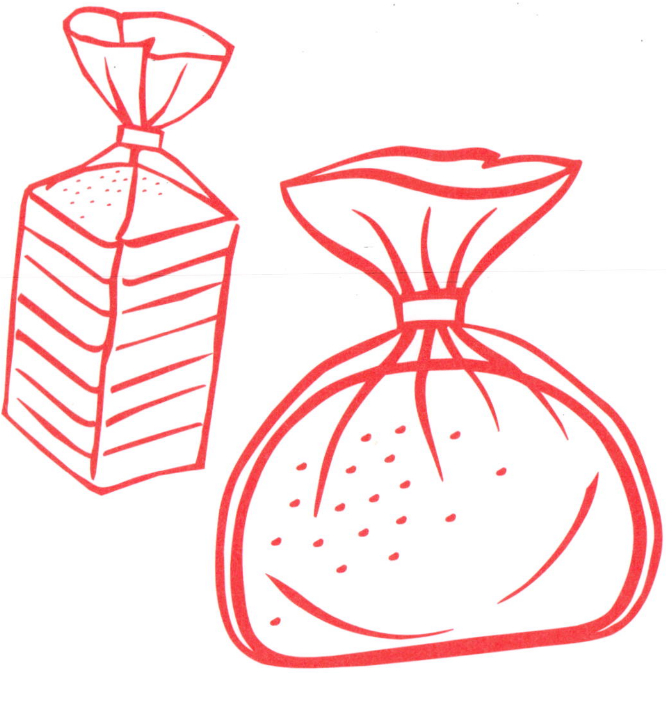

# Lebensmittelzusatzstoffe: Fluch oder Segen?

Dass unser täglich Brot und viele andere Lebensmittel nicht nur viel länger frisch bleiben als früher, sondern auch attraktiv aussehen und gut schmecken, verdanken wir nicht zuletzt den Zusatzstoffen. Alles über ihre Eigenschaften und Anwendungsgebiete, die gesetzlichen Regelungen, die Vor- und auch eventuellen Nachteile erfahren Sie in diesem Kapitel.

## Zusatzstoffe in Lebensmitteln – kein Etikettenschwindel

Ein Blick aufs Kleingedruckte lohnt sich auch bei Lebensmitteln immer: Dort sehen wir unter »Zutaten« einzeln aufgelistet, welche Zusatzstoffe jeweils genau darin enthalten sind. Aber bitte nicht verwechseln: Zutaten und Zusatzstoffe sind nicht das Gleiche! Unter Zusatzstoffen fasst man alles zusammen, was der Hersteller dem jeweiligen Produkt beigegeben hat, um es attraktiver, haltbarer oder auch schmackhafter zu machen. Dazu gehören hauptsächlich Farbstoffe, Konservierungsmittel, Antioxidantien, Verdickungsmittel und Emulgatoren sowie Geschmacksverstärker. Selbstverständlich können Lebensmittelhersteller jedoch nicht einfach zusetzen, was ihnen gefällt. Es gibt dafür genaue Vorschriften und gesetzlich vorgeschriebene Grenzen.

### Gesetzliche Regelung

Die Behörden lassen grundsätzlich nur Zusatzstoffe zu, die dem Lebensmittelrecht entsprechen – und das schreibt vor, dass ein Zusatzstoff nur dann Einsatz finden darf, wenn er folgende Bedingungen erfüllt:

- Der Stoff muss technisch sinnvoll und notwendig sein, zum Beispiel, weil sonst das Lebensmittel zu schnell verderben würde.
- Der Stoff darf den Verbraucher nicht über die wahre Qualität des jeweiligen Nahrungsmittels täuschen.
- Der Stoff muss gesundheitlich unbedenklich sein und darf auch bei langfristigem Genuss für Gesunde keine schädlichen Folgen haben.

Die gesundheitliche Unbedenklichkeit wird laufend nachgeprüft; etliche Zusatzstoffe wurden im Lauf der Jahre und Jahrzehnte aus der Liste gestrichen. Neue Zusatzstoffe haben es generell schwer, in die Liste aufgenommen zu werden, denn für sie muss im Prinzip nachgewiesen werden, dass sie schon bekannten Zusatzstoffen technologisch überlegen und absolut unschädlich sind. Durch eine entsprechende Neuregelung in einer EU-Verordnung von 1998, die einheitlich für alle Mitgliedsstaaten gilt, haben sich die Sitten allerdings etwas gelockert. Zusatzstoffe können seitdem häufiger angewandt werden, und es kamen sogar rund 30 Stoffe auf die »Grüne Liste«, die bis dahin in Deutschland verboten waren. Dennoch brauchen sich gesunde Erwachsene über die üblichen Mengen der in Lebensmitteln vorkommenden Zusatzstoffe keine Sorgen zu machen, von ganz wenigen Ausnahmen abgesehen. Bei Kleinkindern und Nahrungsmittelallergikern bestehen teilweise gewisse Risiken, die in den jeweiligen Tabellen vermerkt sind.

### Zusatzstofffreie Lebensmittel

Auch wenn die meisten Zusatzstoffe unbedenklich sind – nicht jeder möchte sie ständig zu sich nehmen. Wer Wert auf Zusatzstofffreiheit legt, greift am besten möglichst oft zu Nahrungsmitteln aus dieser Liste:

- Buttermilch (frisch und ohne Frucht)
- Crème fraîche
- Eier
- Gemüse (frisch)
- Getreide und -flocken
- Honig
- Hülsenfrüchte
- Kaffee (Bohnen und Pulver)
- Kefir (ohne Frucht)
- Keime und Sprossen
- Milch
- Molke
- Naturjoghurt (ohne Frucht)
- Nudeln (getrocknet)
- Nüsse und Samen
- Obst (frisch)
- Pflanzenöl (reines)
- Pilze (frisch)
- Quark (ohne Frucht)
- Reis
- Sauermilch (ohne Frucht)
- saure Sahne

## Die Bedeutung der E-Nummern

Die gesamte Zusatzstoffliste unterliegt der EU-Gesetzgebung. Sie regelt sowohl die Zulassung von Zusatzstoffen als auch die vorgeschriebenen Angaben in der Liste und ihre Form. Das bedeutet, dass in allen EU-Mitgliedsstaaten

Lebensmittelhersteller dieselben Bezeichnungen für die gleichen Zusatzstoffe verwenden und sich an die gesetzlichen Regelungen halten müssen. Jede E-Nummer steht für den Zusatzstoff einer bestimmten Gruppe und setzt sich aus dem Buchstaben E (für »Europa«) sowie einer Zahl zusammen. Eine E-Nummer tragen nur Stoffe, die auf Herz und Nieren geprüft und als sicher befunden wurden – man kann sie also durchaus als eine Art Garantie für Unbedenklichkeit nehmen.

Für dieses Buch wurden die Lebensmittelzusatzstoffe in folgende Gruppen aufgeteilt:

- Farbstoffe
- Konservierungsstoffe
- Antioxidantien, Emulgatoren und Säuerungsmittel
- Verdickungs- und Geliermittel
- Sonstige Zusatzstoffe (Geschmacksverstärker und andere Stoffe)

In Tabellen zu diesen Gruppen sind alle gebräuchlichen Zusatzstoffe aufgelistet, dazu ihre Herkunft, ihre häufigen Anwendungsgebiete und die Beurteilung. Süß- und Zuckeraustauschstoffe gehören zwar auch zu den oft angewandten Lebensmittelzusatzstoffen und haben ebenfalls E-Nummern, werden aber im Kapitel »Leichtprodukte & Süßmittel: Was nützen sie wirklich?« (ab Seite 53) extra besprochen.

## Lebensmittelfarbstoffe – das Auge isst mit

Mal ehrlich – wen verlocken schon farblose Puddings oder Süßigkeiten? Dass Farben den Appetit anregen, weiß auch die Lebensmittelindustrie: Die in Früchten, Gemüsen und anderen Nahrungsmitteln vorhandenen natürlichen Farbstoffe reichen bei der industriellen Verarbeitung oft nicht aus, denn bei der Herstellung oder Lagerung von Getränken, Konfitüren, Süßspeisen, Joghurts und Fertiggerichten entstehen oft Farbverluste. Ein Nachfärben ist also durchaus sinnvoll und in aller Regel auch gesundheitlich kein Nachteil.

## Die verschiedenen Farbstoffe

Man unterteilt die Farbstoffe in künstliche (synthetische) und natürliche oder naturidentische.

▶ Hinter künstlichen Farbstoffen verbergen sich zwar vor allem die in Verruf geratenen Azofarbstoffe, die umfangreichste und bedeutendste Gruppe an Farbstoffen in Lebensmitteln, aber sie haben einige Vorteile: Sie sind lichtecht, farblich stabil und können gut untereinander gemischt werden. So kann ein genauer Farbton leicht hergestellt und erhalten werden. Azofarbstoffe haben die seit Jahrhunderten verwendeten Pflanzenfarben im großen Rahmen abgelöst und werden heute auf der Basis von Erdöl hergestellt. Die in den EU-Ländern als Lebensmittelfärbungsmittel zugelassenen Azofarben gelten als weitgehend unbedenklich, auch wenn weiter viele Experten und Verbraucher daran zweifeln. Immerhin weiß man zumindest von einigen dieser Stoffe, dass sie bei empfindlichen Menschen Allergien auslösen können. Und einige US-Forscher halten Azofarbstoffe unter bestimmten Voraussetzungen sogar für möglicherweise Krebs aus-

### Zugelassene Azofarbstoffe

Wer Bedenken hat, Azofarbstoffe zu verzehren, kann sie durch einen Blick auf die Zutatenliste zuverlässig aufspüren. In der EU zugelassen sind derzeit insgesamt elf Azo-Lebensmittelfarbstoffe:

- Tartrazin (E 102)
- Sunsetgelb FCF, Gelborange S (E 110)
- Azorubin, Carmoisin (E 122)
- Amaranth (E 123)
- Ponceau 4R, Cochenillerot A (E 124a)
- Brillantschwarz BN, Schwarz PN (E 151)
- Litholrubin BK (E 180)
- Rot 2G (E 128)
- Allurarot AC (E 129)
- Braun FK (E 154)
- Braun HAT (E 155)

lösend. Endgültig beweisen konnte das bislang jedoch niemand; der Verdacht beruht lediglich auf Tierversuchen. Fest steht aber: Die meisten der bedenklichen Azofarbstoffe sind heute nicht mehr für Lebensmittel zugelassen. Hinzu kommt, dass Azofarbstoffe in Lebensmitteln in der Regel wasserlöslich sind, so dass der Körper sie schnell ausscheiden kann.

► Dennoch und sicher auch wegen der steigenden Nachfrage von Verbrauchern nach möglichst naturbelassenen Lebensmitteln bevorzugen immer mehr Hersteller inzwischen natürliche Farbstoffe. Sie sind allerdings etwas teurer als ihre künstlichen Verwandten, weniger robust und auch nicht für alle Farben verfügbar. Im Wesentlichen handelt es sich dabei um pflanzliche oder mineralische Farbstoffe, die man teilweise schon im alten Rom und im Mittelalter kannte und nutzte. Heute stammen sie jedoch nicht mehr ausschließlich von Pflanzen: Nicht selten stellen Lebensmittelchemiker die gleichen Farbstoffe »naturidentisch« her. Solche Farbstoffe gelten als ebenso unbedenklich wie ihre Vorbilder aus der Natur. Übrigens: Natürliche und naturidentische Lebensmittelfarbstoffe können unserem Körper sogar nützen. Carotinoide beispielsweise enthalten essenzielle (lebenswichtige) Stoffe wie das Provitamin A, eine Vorstufe des Vitamin A.

Grundsätzlich gilt: Lebensmittelfarbstoffe schaden unserer Gesundheit nicht. Durch die Kennzeichnungspflicht können wir ohnehin selbst entscheiden, ob wir gefärbte Lebensmittel kaufen möchten oder nicht.

Farbstoffe müssen generell so sparsam wie möglich verwendet werden und dürfen den Farbton des frischen Lebensmittels nicht auffällig übertreffen. Das jeweilige Lebensmittel muss so gekennzeichnet sein (»gefärbt« oder »mit Farbstoff«), dass jeder Verbraucher erkennen kann, dass er ein gefärbtes Produkt ersteht. Jeder Farbstoff, ob künstlich oder natürlich, muss in der Zutatenliste namentlich oder als E-Nummer auftauchen.

## Welche Lebensmittel Farbe bekennen dürfen

Laut Lebensmittelrecht dürfen bestimmte Farbstoffe direkt Lebensmitteln zugefügt werden, während einige andere nur zum Verzieren oder für die Oberflächenfärbung zugelassen sind. Typische Beispiele dafür sind Wachsüberzüge bei Käse oder die Hülle von Würsten, die wir ja üblicherweise nicht mitessen. Nur wenige Farbstoffe sind für alle Lebensmittel zugelassen, wie zum Beispiel Riboflavin (E 101) und Beta-Carotin (E 160a). Ansonsten müssen sich die Hersteller an die Zusatzstoff-Zulassungsverordnung halten, nach der die meisten Farbstoffe nur bestimmten, namentlich genannten Lebensmitteln beigegeben werden dürfen. Zugelassen sind Farbstoffe hauptsächlich für die folgenden Produkte:

- **Süßwaren:** Zuckerwaren und Zuckerüberzüge, Cocktailkirschen, kandierte Früchte (Ausnahme: Orangeat und Zitronat), Marzipan und marzipanähnliche Produkte, Kunstspeiseeis
- **Süßspeisen und Desserts:** Cremes, Gelees, Pudding, Rote Grütze, Dessertsaucen und süße Suppen
- **Süße Brotaufstriche:** Kunsthonig, kalorienreduzierte Konfitüre
- **Fette:** Halbfettmargarine, Margarine
- **Milcherzeugnisse:** Schnittkäse und halbfester Schnittkäse, Schmelzkäse, Chesterkäse, Joghurts und Quarkspeisen
- **Fischerzeugnisse:** Deutscher Kaviar, Fischrogenprodukte, Lachsersatz, Garnelen in Konserven
- **Getränke:** Limonaden, künstliche Heiß- und Kaltgetränke, Fruchtliköre, Kräuterschnäpse und Kräuterliköre
- **Konserven:** Erdbeeren, Himbeeren und Kirschen im Glas

Ausgenommen sind in jedem Fall von dieser Erlaubnis aber alle aus Ei, Butter, Milch, Honig, Malz, Kakao, Kaffee, Karamell oder Schokolade hergestellten Erzeugnisse sowie Lakritze.

## Lebensmittelfarbstoffe

| E-Nummer | Name | Farbe | Herkunft und Bedeutung |
|---|---|---|---|
| 100 | Kurkumin | gelb | natürlicher Farbstoff aus Gelbwurz (Kurkuma) |
| 101 | Lactoflavin | gelb | Vitamin B2, kommt von Natur aus in vielen Lebensmitteln vor |
| 101a | Riboflavin-5-phosphat | gelb | künstlich hergestelltes Vitamin B2 (früher: E 106) |
| 102 | Tartrazin | gelb | künstlicher Farbstoff |
| 104 | Chinolingelb | gelb | künstlicher Farbstoff |
| 110 | Gelborange S (Azofarbstoff) | orange | künstlicher Farbstoff |
| 120 | Cochenille (Echtes Karmin) | rot | natürlicher Farbstoff |
| 122 | Azorubin (Azofarbstoff) | rot | künstlicher Farbstoff |
| 123 | Amaranth (Azofarbstoff) | rot | künstlicher Farbstoff |
| 124 | Cochenillerot A (Azofarbstoff) | rot | künstlicher Farbstoff |

| Zusatz vor allem in ... | Beurteilung |
|---|---|
| Currypulver, Margarine, Reisfertiggerichten | unbedenklich |
| Häufig in Cremespeisen, Kunstspeiseeis, Mayonnaise, Teigwaren, Suppen (zugelassen für alle Lebensmittel) | unbedenklich |
| Cremespeisen, Kunstspeiseeis, Mayonnaise, Teigwaren, Suppen (zugelassen für alle Lebensmittel) | unbedenklich |
| Limonaden, Brausepulver, Fruchtessenzen, Kunsthonig, Kunstspeiseeis, Puddingpulver, Senf, Sirup, Süßwaren | für Asthmatiker und Menschen, die auf Aspirin empfindlich reagieren, oft Allergie auslösend |
| Limonaden, Puddingpulver, Räucherfisch, Ostereierfarbe | kann Allergien auslösen |
| Aprikosenmarmelade, Arzneimittelkapseln, Biskuits mit Orangengelee, Schokoladenmixgetränken, Fertigsuppen, Paniermehl, fertigen Käsesaucen, Joghurtcremes, Marzipan, Puddingpulver, Zitronenquark | für Asthmatiker und Menschen, die auf Aspirin empfindlich reagieren, oft Allergie auslösend |
| alkoholischen Getränken und Konfitüren | kann Allergien auslösen |
| Pudding, Fertigprodukten, Biskuitrollen, Paniermehl, Puddingmischungen, braunen Saucen, Fertigsuppen, Kunstspeiseeis, Marzipan, Süßwaren | für Asthmatiker und Menschen, die auf Aspirin empfindlich reagieren, oft Allergie auslösend |
| Likören, Kunstspeiseeis, Pudding | für Asthmatiker und Menschen, die auf Aspirin empfindlich reagieren, oft Allergie auslösend |
| Limonaden, Fruchtgelees, Lachsersatz, Süßwaren | wie Amaranth oft Allergie auslösend |

| E-Nummer | Name | Farbe | Herkunft und Bedeutung |
|---|---|---|---|
| 128 | Rot 2 G | rot | künstlicher Farbstoff |
| 129 | Allurarot | rot | künstlicher Farbstoff |
| 131 | Patentblau V | blau | künstlicher Farbstoff |
| 132 | Indigotin I | blau | künstlicher Farbstoff |
| 133 | Brillantblau FCF | blau | künstlicher Farbstoff |
| 140 | Chlorophyll a und b | grün | natürlicher Farbstoff des Blattgrüns |
| 141 | kupferhaltige Komplexe der Chlorophylle | grün | natürliche Farbstoffe aus Chlorophyll |
| 142 | Brillant-Säure grün (Grün S) | grün | künstlicher Farbstoff |
| 150a | Zuckerkulör | braun-schwarz | durch Erhitzung von Zucker gewonnener Farbstoff |
| 150b | Sulfitkulör | braun | künstlicher Farbstoff |
| 150c | Ammoniakkulör | braun | künstlicher Farbstoff |
| 150d | Ammonsulfitkulör | braun | künstlicher Farbstoff |
| 151 | Brillantschwarz BN (Azofarbstoff) | schwarz | künstlicher Farbstoff |
| 153 | Kohlenschwarz (Pflanzenkohle) | schwarz | Herstellung aus Pflanzenasche |
| 154 | Braun FK (Azofarbstoff) | gelblich braun | künstlicher Farbstoff |
| 155 | Braun HT (Azofarbstoff) | rötlich braun | künstlicher Farbstoff |
| 160 | Carotinoide | orange | meist aus Pflanzen gewonnener, manchmal naturidentischer Farbstoff |

| Zusatz vor allem in ... | Beurteilung |
|---|---|
| selten in Wurstwaren | nicht bekannt |
| roten Bittergetränken (Soda, Alkoholika) | nicht bekannt |
| Glasuren, Getränken und Süßwaren | unbedenklich |
| Glasuren, Getränken und Süßwaren | unbedenklich |
| vorwiegend in englischen Konserven | kann in hohen Mengen Nieren und Lymphgefäße schädigen |
| Kaugummi, Kunstspeiseeis, Süßwaren | unbedenklich |
| Kaugummi, Kunstspeiseeis, Süßwaren | unbedenklich |
| Süßwaren | unbedenklich |
| Essig, Kaffee-Essenzen, Tees, Pudding, Spirituosen | unbedenklich |
| Konfitüren, Getränken, Essig | unbedenklich |
| Suppen, Saucen, Getränken | in üblichen Mengen unbedenklich |
| Suppen, Saucen, Getränken | in üblichen Mengen unbedenklich |
| deutschem Kaviar, Fischrogen, Lakritze, Saucen, Süßwaren | kann Allergien auslösen |
| Wachsüberzügen (z.B. bei Käse) | kann Benzpyren enthalten, das als Krebs erregend gilt |
| Räucherfisch | kann in hohen Mengen Nieren und Lymphgefäße schädigen |
| Gebäck, Desserts, Speisewürze | kann in hohen Mengen Nieren und Lymphgefäße schädigen |
| allen Lebensmitteln | unbedenklich |

| E-Nummer | Name | Farbe | Herkunft und Bedeutung |
|---|---|---|---|
| 160a | Carotin-Derivate | orange-gelb | meist aus Pflanzen gewonnener, manchmal auch naturidentischer Farbstoff |
| 160b | Annato, Bixin, Norbixin, Orlean | rosa, orange | wässrige Extrakte aus Samen des Annattobaums |
| 160c | Capsanthin, Capsorubin | orangerot | natürliche Farbstoffe aus roten Paprikaschoten |
| 160d | Lycopin | orange | meist aus Orangen oder Tomaten gewonnener, manchmal auch künstlicher Farbstoff |
| 160e | Beta-Apo-8-Carotinal | orange | meist aus Orangen, Gras oder Leber gewonnene, manchmal auch künstliche Farbstoffe |
| 160f | Beta-Apo-8-Carotinsäureäthylester | orange | meist aus Orangen, Gras oder Leber gewonnene, manchmal auch künstliche Farbstoffe |
| 161 | Xanthophylle | orange | natürliche pflanzliche Farbstoffe |
| 161a | Flavoxanthin | gelb | aus Pflanzen oder Krebsen gewonnener, manchmal künstlicher Farbstoff |
| 161b | Lutein | gelb | aus Eigelb, Tagetes oder Palmöl gewonnener natürlicher Farbstoff |
| 161c | Kryptoxanthin | rot | meist aus Pflanzen gewonnener, manchmal auch künstlicher Farbstoff |
| 161d | Rubixanthin | rot | meist aus Pflanzen gewonnener, manchmal auch künstlicher Farbstoff |
| 161e | Violaxanthin | orange | meist aus Pflanzen gewonnener, manchmal auch künstlicher Farbstoff |
| 161f | Rhodoxanthin | rot | meist aus Pflanzen gewonnener, manchmal auch künstlicher Farbstoff |
| 161g | Canthaxanthin | orangerot | natürlicher oder naturidentischer Farbstoff |
| 162 | Beetenrot, Betanin | rot | natürliche Farbstoffe aus Roter Bete |

| Zusatz vor allem in ... | Beurteilung |
| --- | --- |
| allen Lebensmitteln | unbedenklich |
| Bonbons, Margarine, Käse | gelten als unbedenklich; lediglich Orlean kann Allergien auslösen |
| Schmelzkäse und Konfitüren | gelten als unbedenklich |
| Desserts, Würzmitteln und Nahrungsergänzungsmitteln | unbedenklich |
| Desserts, Würzmitteln und Nahrungsergänzungsmitteln | unbedenklich |
| Desserts, Würzmitteln und Nahrungsergänzungsmitteln | unbedenklich |
| Gebäck | unbedenklich |
| Diversem | unbedenklich |
| Desserts, Würzmitteln und Nahrungsergänzungsmitteln | unbedenklich |
| Desserts, Würzmitteln und Nahrungsergänzungsmitteln | unbedenklich |
| Desserts, Würzmitteln und Nahrungsergänzungsmitteln | unbedenklich |
| Desserts, Würzmitteln und Nahrungsergänzungsmitteln | unbedenklich |
| Desserts, Würzmitteln und Nahrungsergänzungsmitteln | unbedenklich |
| Wurstwaren | unbedenklich |
| Fruchtgelees, Joghurts, Kaugummi, Kunstspeiseeis, Saucen | unbedenklich |

| E-Nummer | Name | Farbe | Herkunft und Bedeutung |
|---|---|---|---|
| 163 | Anthocyane | blau, rot, violett | natürliche Farbstoffe aus Weintrauben, Holunder, Rotkohl und Preiselbeeren |
| 170 | Calciumcarbonat | grauweiß | natürlicher Farbstoff aus Kalk und Kreide |
| 171 | Titandioxid | weiß | mineralisches Pigment |
| 172 | Eisenoxide und -hydroxide | gelb, rot, schwarz | mineralische Pigmente |
| 173 | Aluminium | silbergrau | Farbstoff aus Mineralien und Metallen |
| 174 | Silber | silber | Farbstoff aus Metallen |
| 175 | Gold | gold | Farbstoff aus Metallen |
| 180 | Rubinpigment (Azofarbstoff) | rot | künstlicher Farbstoff |
| 579 | Eisengluconat | schwarz | künstlicher Farbstoff |
| 585 | Eisenlactat | schwarz | künstlicher Farbstoff |

## Konservierungsstoffe, Antioxidantien und Säuerungsmittel

Konservierungsstoffe verhindern oder verzögern unerwünschte Veränderungen an Lebensmitteln, die durch Mikroorganismen wie Bakterien oder Pilze entstehen können. Im Klartext: Sie verhindern Verderb, Schimmelbefall und Lebensmittelvergiftungen. Um das Mikroben- und Pilzwachstum zu hemmen, setzen Lebensmittelhersteller meist ausgeklügelte Kombinationen von Konservierungsstoffen ein. Natürlich besteht die Pflicht, auch diese Stoffe auf der Verpackung anzugeben.

In gewissem Sinn sind auch Antioxidantien und Säuerungsmittel Konservierungsstoffe, wobei ein Antioxidanz den Qualitätseinbußen durch Sauerstoff vorbeugt. Säu-

| Zusatz vor allem in ... | Beurteilung |
|---|---|
| Getränken, Kunstspeiseeis, Obstkonserven und Süßwaren | unbedenklich |
| Dragees und Lebensmittelverzierungen | unbedenklich |
| Dragees und Süßwaren | unbedenklich |
| Dragees und Süßwaren | unbedenklich |
| Oberflächen von Dragees und Süßwaren | unbedenklich für Gesunde, soll aber für Alzheimer-Patienten nachteilig sein |
| Oberflächen von Dragees und Süßwaren | unbedenklich |
| Oberflächen von Dragees und Süßwaren | unbedenklich |
| Wachsüberzügen (Käse) | kann Allergien auslösen |
| zur Schwarzfärbung von Oliven | unbedenklich |
| zur Schwarzfärbung von Oliven | unbedenklich |

erungsmittel dagegen halten den pH-Wert (Säurewert) in einem Lebensmittel konstant und sorgen so dafür, dass Bakterien und Pilze keine Chance haben. Zugelassen für alle Lebensmittel sind so genannte natürliche oder naturidentische Antioxidantien und Säuerungsmittel, die den Verderb durch Sauerstoffeinfluss – wie beispielsweise Ranzigwerden oder auch Vitaminverluste oder Verfärbungen – verhindern.

## Auch Schutz vor Krankheiten

Unserer Gesundheit schaden diese drei Substanzgruppen generell in kleinen Mengen nicht. Einige bewahren uns im Gegenteil vor so gefährlichen Nahrungsmittelvergiftungen wie dem gefürchteten Botulismus oder ebenso bedrohlichen Infektionskrankheiten wie der Listeriose. Ausnahmen von der Regel gibt es jedoch auch hier: Einige Konservierungsstoffe haben zwar schützende, gleichzeitig aber auch potenziell schädliche Wirkung. Dazu hier eine kurze Übersicht:

## Möglicherweise schädliche Konservierungsmittel

**Benzoesäure und Benzoate (E 210 bis 213)**

Diese beiden Konservierungsstoffe kommen auch in einigen Nahrungsmitteln von Natur aus vor (Heidel-, Him-, Preisel- und Johannisbeeren, Pflaumen). Sie lösen nachweislich bei dafür empfindlichen Menschen Allergiesymptome wie Asthma oder Nesselsucht aus. Immer mehr Hersteller ersetzen daher Benzoesäure und Benzoate durch andere, ebenso wirksame, aber harmlose Konservierungsmittel.

**Nitrat und Nitrit (E 249 bis 252)**

Bei der Umwandlung von Nitrat bildet sich Nitrit; beide Stoffe werden vor allem beim Haltbarmachen von Fleisch durch Pökeln angewendet. Während Nitrat selbst ungiftig ist, schädigt Nitrit in größeren Mengen unsere Gesundheit. Besonders gefährlich, weil nachweislich Krebs erzeugend, sind Nitrosamine. Diese Stoffe entstehen bei der Kombination von Nitrit mit bestimmten Eiweißen (den so genannten Aminen) durch die Anwesenheit von Aminen und Nitrit. Da das Risiko der Nitrosaminbildung mit hohen Temperaturen bei der Zubereitung stark ansteigt, sind Nitritpökelsalze für Brat- und Grillwürste inzwischen verboten. Aus demselben Grund hält man sich besser auch an die Empfehlung, mit Nitritsalzen behandelte Nahrungsmittel (zum Beispiel Kasseler, Schinken, Salami) nur kurz und bei mäßiger Temperatur zu erhitzen, möglichst nicht zu braten oder zu grillen und sie auch nicht mit Käse oder anderen eiweißreichen Nahrungsmitteln zu kombinieren.

**Propionsäure (E 280 bis 283)**

Früher wurde dieser Stoff besonders bei abgepacktem Brot verwendet, dann aber in Deutschland im Jahr 1988 verboten, nachdem Versuche mit Ratten krebsähnliche Veränderungen des Vormagens ausgelöst hatten. Das EU-Recht erlaubt den Einsatz von Propionsäure allerdings inzwischen wieder, um abgepacktes Schnittbrot haltbarer zu machen. Viele Experten raten eher, auf so konserviertes Brot zu verzichten.

**Schwefeldioxid und Sulfide (E 220 bis 228)**

Schwefeldioxid (E 220) und seine Verbindungen, die Sulfide (E 221 bis E 228), stecken vor allem in Weißwein, Trockenfrüchten und Kartoffelerzeugnissen. Diese Stoffe behindern die Aufnahme von Vitamin B1 aus der Nahrung und lösen bei empfindlichen Menschen Kopfschmerzen und Übelkeit aus. Vor allem Asthmatiker meiden mit Sulfiden haltbar gemachte Nahrungs- und Genussmittel am besten ganz, denn Schwefeldioxide können das so genannte Sulfit-Asthma auslösen. Aber auch Gesunde sollten nicht mehr als maximal 50 Milligramm Schwefeldioxide pro Tag zu sich nehmen. Diese Menge erreicht man unter Umständen schon mit ein bis zwei Gläsern lieblichen Weißweins: Darin sind nicht selten bis zu 400 Milligramm pro Liter enthalten. Leider muss bislang der Gehalt bei Wein nicht auf dem Etikett angegeben werden; im Zweifelsfall weicht man also besser auf sehr trockenen Weiß- oder besser noch Rotwein aus.

## Konservierungsstoffe

| E-Nummer | Name | Herkunft und Bedeutung |
|---|---|---|
| 200 bis 203 | Sorbinsäure und Sorbate | künstlich hergestellt |
| 210 bis 213 | Benzoesäure und Benzoate | künstlich hergestellt |
| 214 bis 219 | Parahydroxy- (PHB-) Ester und Salze | künstlich hergestellt |
| 220 bis 228 | Schwefeldioxid und Sulfitverbindungen | künstlich hergestellt |
| 230 bis 232 | Biphenyl, Orthophenylphenol, Natriumorthophenolat | künstlich hergestellt |
| 233 | Thiabendazol | künstlich hergestellt |
| 234 | Nisin | künstlicher Eiweißstoff aus Pilzen |
| 235 | Natamycin (Pimaricin) | künstlich hergestellt aus Pilzen |
| 239 | Hexamethylentetramin | künstlich hergestellt |
| 242 | Dimethyldicarbonat | künstlich hergestellt |

| Zusatz vor allem in ... | Beurteilung |
|---|---|
| Brot, Margarine, Mayonnaise, Konfitüren, Feinkostsalaten | unbedenklich |
| Gemüse- und Obstkonserven, Feinkostsalaten, Mayonnaise, Marinaden (Fisch) | gilt als Allergie auslösend und soll eventuell die Leber belasten; möglichst selten verzehren |
| Fischmarinaden, Süßwaren | kann Allergien auslösen; in Tierversuchen führten sie zur Verlangsamung des Wachstums, Gefäßerweiterung und Betäubung; möglichst meiden |
| Wein, Meerrettichkonserven, Trockenobst, kandierten Früchten, Kartoffelprodukten | Allergie auslösend; weitere mögliche Folgen von häufigem Verzehr können Kopfschmerzen, Übelkeit, Asthmaanfälle und Magen-Darm-Störungen sein |
| zur Behandlung der Schale von Zitrusfrüchten, um Pilzbefall zu verhindern | diese Stoffe gelten als gefährlich; Arbeiter, die ihnen ausgesetzt sind, klagen über Übelkeit und Erbrechen; in Tierversuchen lösten sie sogar Blasenkrebs aus |
| Bananen, Zitrusfrüchten | endgültige Ergebnisse gibt es noch nicht, im Tierversuch wurden aber Nierenschädigungen und Missbildungen nachgewiesen; vorsichtshalber nur selten verzehren und unbehandeltes Obst bevorzugen |
| Pudding, Milchprodukten, Schmelzkäse | keine Nebenwirkungen bekannt |
| Oberflächen von Käse und Wurst | in sehr großen Mengen können Nierenreizungen auftreten, bei normalem Verzehr sind keine Nebenwirkungen bekannt |
| italienischem Provolone-Käse | soll Formaldehyd im Körper freisetzen, häufiger Verzehr ist daher nicht ratsam |
| nichtalkoholischen Getränken auf Wasser- und Fruchtbasis (auch alkoholfreiem Sekt und Wein) | unbedenklich |

| E-Nummer | Name | Herkunft und Bedeutung |
|---|---|---|
| 249 | Kaliumnitrit | künstlich hergestellt |
| 250 | Natriumnitrit | künstlich hergestellt |
| 251 | Natriumnitrat | künstlich hergestellt |
| 252 | Kaliumnitrat | künstlich hergestellt |
| 280 und 281 | Propionsäure und Propionate | künstlich hergestellt |
| 282 | Calciumpropionat | künstlich hergestellt |
| 283 | Kaliumpropionat | künstlich hergestellt |
| 284 | Borsäure | künstlich hergestellt |
| 285 | Borax | künstlich hergestellt |
| 1105 | Lysozym | biologisch gewonnen |

| Zusatz vor allem in ... | Beurteilung |
|---|---|
| gepökeltem Fleisch (wie Kasseler) und gepökelten Fleischprodukten, Käse, Fischprodukten | Bildung von Krebs erregenden Nitrosaminen |
| gepökeltem Fleisch (wie Kasseler) und gepökelten Fleischprodukten, Käse, Fischprodukten | Bildung von Krebs erregenden Nitrosaminen |
| Käse, Fischerzeugnissen und gepökeltem Fisch, Fleisch | Bildung von Krebs erregenden Nitrosaminen |
| Käse, Fischerzeugnissen und gepökeltem Fisch, Fleisch | Bildung von Krebs erregenden Nitrosaminen |
| abgepacktem, geschnittenem Brot, Roggenbrot, kalorienreduziertem Brot | im Tierversuch Magenkrebs erregend; möglichst selten verzehren |
| vorgebackenem Brot (zum Fertigbacken), abgepacktem Brot, abgepacktem Feingebäck (z.B. Kuchen) | unbedenklich |
| Roggenbrot, abgepacktem Feingebäck | unbedenklich |
| echtem Kaviar | Borate, die auch natürlich vorkommen, gelten als sich im Körper anreichende Gifte; in hohen Mengen Nierenschädigung möglich |
| echtem Kaviar | Borate, die auch natürlich vorkommen, gelten als sich im Körper anreichende Gifte; in hohen Mengen Nierenschädigung möglich |
| Schnittkäse, Käse- und Wurstwaren | unbedenklich; lediglich wer auf Hühnereiweiß allergisch reagiert, muss bei Lysozym aufpassen |

## Antioxidantien und Säuerungsmittel

| E-Nummer | Name | Herkunft und Bedeutung |
|---|---|---|
| 260 | Essigsäure | natürliches Säuerungsmittel |
| 261 bis 263 | Kaliumacetat, Natriumdiacetat, Calciumacetat | Salze der Essigsäure |
| 270 | Milchsäure | natürliches Säuerungsmittel |
| 290 | Kohlendioxid | natürlich oder künstlich (aus Marmor und Kalk) hergestellt |
| 296 | Apfelsäure | natürlich oder naturidentisch hergestellt |
| 297 | Fumarsäure | natürlich oder naturidentisch hergestellt |
| 300 | L-Ascorbinsäure (Vitamin C) | künstlich hergestellt |
| 301 | Natrium-L-Ascorbat | künstlich hergestellt |
| 302 | Calcium-L-Ascorbat | künstlich hergestellt |
| 304 | 6-Palmitoyl-L-Ascorbinsäure | künstlich hergestellt |
| 306 | Vitamin E | Extrakt aus Pflanzenöl |
| 307 bis 309 | Alpha-, Gamma-, Delta-Tocopherol | künstliches Vitamin E |
| 310 bis 312 | Prophylgallat, Octylgallat, Dodecylgallat | künstlich hergestellt |
| 315 | Isoascorbinsäure | künstlich hergestellt (Zwischenprodukt der Ascorbinsäureherstellung) |

| Zusatz vor allem in ... | Beurteilung |
|---|---|
| Obst- und Gemüsekonserven, Baguette | unbedenklich |
| Obst- und Gemüsekonserven, Baguette | unbedenklich |
| Sauerkonserven und Diversem | unbedenklich |
| allen Lebensmitteln | unbedenklich |
| Apfelsaft, diversen Lebensmitteln | unbedenklich |
| süßen fruchtigen Produkten, Tees, Desserts, Kaugummi, Süßwaren, Füllungen von Kuchen und Keksen | unbedenklich |
| Fruchtgetränken, Fruchtmarmeladen und -konserven, tiefgefrorenen eihaltigen Erzeugnissen bzw. Kartoffelerzeugnissen, Trockenkartoffelprodukten | in üblichen Mengen unschädlich |
| Wurstwaren | in üblichen Mengen unschädlich |
| Fertiggerichten | unbedenklich |
| Hühnerbrühe (Instant, Würfel), Wurstwaren, Mayonnaise | unbedenklich |
| Fertigdessertprodukten, Pflanzenölen, Mais | unbedenklich |
| Wurstwaren | unbedenklich |
| Frühstücksflocken, Kaugummi, Kartoffelfertigprodukten, pflanzlichen Fetten und Ölen, Knabbergebäck, Milchpulver, Marzipan | lösen Magenbeschwerden und Allergien aus; dürfen Baby- und Kleinkindernahrung nicht zugesetzt werden |
| haltbaren und teilhaltbaren Fleisch- und Wurstwaren | unbedenklich |

| E-Nummer | Name | Herkunft und Bedeutung |
|---|---|---|
| 316 | Natriumisoascorbat | künstlich hergestellt (Natriumverbindung der Isoascorbinsäure) |
| 320 | Butylhydroxyanisol (BHA) | künstlich hergestellt |
| 321 | Butylhydroxitoluol (BHT) | künstlich hergestellt |
| 322 | Lecithin | aus Sojabohnen und anderen Hülsenfrüchten sowie aus Pflanzenölen gewonnen |
| 325 | Natriumlactat | aus Milchsäure hergestellt |
| 326 und 327 | Kaliumlactat, Calciumlactat | aus Milchsäure hergestellt |
| 330 | Zitronensäure | künstlich aus Zuckerabfällen hergestellt |
| 331 | Natriumcitrate | Natriumsalze der Zitronensäure (naturidentisch) |
| 332 | Kalium- und Trikaliumcitrat | Kaliumsalze der Zitronensäure (naturidentisch) |
| 333 | Mono-, Di- und Tricalciumcitrat | Calciumsalze der Zitronensäure |
| 334 | Weinsäure | entsteht bei der Herstellung von Wein |

| Zusatz vor allem in ... | Beurteilung |
|---|---|
| haltbaren und teilhaltbaren Fleisch- und Wurstwaren, Konfitüren und Gelees, Eiprodukten | unbedenklich; soll bei manchen Menschen Allergien auslösen können |
| Biskuits, Rosinen, Chips, Salzstangen, Fertigsuppen und -saucen, Fruchtkuchen, Rinderbrühe (Instant und Würfel), Süßigkeiten, Walnüssen | wird im Körperfettgewebe gespeichert; erhöht den Cholesterinspiegel; allergische Reaktionen möglich; darf Baby- und Kleinkindernahrung nicht zugesetzt werden |
| Kartoffelchips, Pflanzenöl, Frittierfett, Kaugummi | kann bei Anfälligen zu Hautrissen führen; soll Krebs erregend wirken; darf Baby- und Kleinkindernahrung nicht zugesetzt werden |
| Dessertmischungen, fertigem Kleingebäck, Joghurtschlagcreme, Pralinen, Milchpulver, Schokolade, Softmargarine, Schokoladenglasur etc. | unbedenklich; allerdings reagieren Empfindliche bisweilen mit Asthma oder Migräne |
| Fertiggerichten, Wurst, Käse, Pralinen | unbedenklich |
| Schaumgebäck, Pasteten- und Tortenmischungen | unbedenklich |
| Backwaren, Getränken, Konfitüren, Eiscreme, Käse, Frucht- und Gemüsekonserven, Fertigsuppen, tiefgefrorenen Fischen und Krabben | kann Allergien auslösen; bei der Aufnahme großer Mengen kann es zu örtlichen Reizungen im Mund sowie zu Zahnverfall kommen |
| Eiscreme, Käse, Limonaden, Süßigkeiten, Wein | unbedenklich |
| Käse, Kondensmilch, Marmelade (reduzierter Zuckergehalt), Milchpulver, Backwaren, Dessertmischungen, Limonaden, Süßwaren, Wein | unbedenklich für Gesunde; möglicherweise Allergie auslösend bei Empfindlichen |
| Käse, Konfekt, Limonaden, Wein | unbedenklich, bei hohen Mengen können aber Magengeschwüre auftreten |
| Geliermitteln, Konfitüren, Limonaden, Würsten | kann in großen Mengen die Aufnahme von Calcium behindern |

| E-Nummer | Name | Herkunft und Bedeutung |
|---|---|---|
| 335 | Mono- und Dinatrium-tartrat (Weinstein) | Natriumsalze der Weinsäure |
| 336 | Kaliumtartrate | Kaliumsalze der Weinsäure |
| 337 | Natriumkaliumtartrat | Doppelsalz der Weinsäure |
| 338 | Orthophosphorsäure | künstlich hergestellt |
| 339a | Mono-Natriumortho-phosphat | künstlich hergestellt (Natriumverbindung der Phosphorsäure) |
| 339b | Di-Natriumortho-phosphat | künstlich hergestellt (Natriumverbindung der Phosphorsäure) |
| 339c | Tri-Natriumortho-phosphat | künstlich hergestellt (Natriumverbindung der Phosphorsäure) |
| 340a | Mono-Kaliumortho-phosphat | künstlich hergestellt aus Phosphorsäure |
| 340b und c | Di-Kaliumorthophosphat | künstlich hergestellt aus Phosphorsäure |
| 341a bis c | Mono-, Di- und Tri-Calciumorthophosphat | künstlich hergestellte Calciumverbindungen der Phosphorsäure |
| 350 | Natriummalate | naturidentische Salze der Apfelsäure |
| 351 | Kaliummalate | naturidentische Salze der Apfelsäure |
| 352 | Calciummalate | naturidentische Salze der Apfelsäure |
| 353 | Metaweinsäure | künstlich hergestellt |
| 354 | Calciumtartrat | natürliche bzw. naturidentische Säuren und Salze |

| Zusatz vor allem in ... | Beurteilung |
|---|---|
| Geliermitteln, Pralinen, Konfitüren, Limonaden | unbedenklich; kann abführend wirken |
| Kuchenmischungen, Geleeanteil von Kleingebäckmischungen, Zitronenschaumgebäck | unbedenklich; kann abführend wirken |
| Fleisch, Käse | unbedenklich; kann abführend wirken |
| Käse, Würzmittel, Fleisch- und Fischwaren, (Mager-) Milchpulver, sterilisierter und ultrahocherhitzter Milch, Dickmilch, Käse, Colagetränken | kann Allergien auslösen; soll bei entsprechend veranlagten Kindern Hyperaktivität verursachen; verhindert in hohen Mengen die Aufnahme von Magnesium, Calcium und Eisen |
| gekochtem Fleisch, Käsekuchenmischungen, Schinken, Wurst, Zitronenkuchenfüllung | in geringen Mengen unbedenklich |
| gekochtem Fleisch, Nahrungsmitteln mit Butter- oder Margarinezusatz | in geringen Mengen unbedenklich |
| eingeschweißten Käsescheiben, -gekochtem Fleisch, Schmelzkäse, Schnelldesserts, Schinken, Wurst | in geringen Mengen unbedenklich |
| Gelees, Tortenguss, Geleeanteil in Fertiggebäck | in geringen Mengen unbedenklich |
| milchfreiem Kaffeeweißer | in geringen Mengen unbedenklich |
| Backpulver, Feingebäckmischungen, Fertigkuchenfüllungen, Backmischungen | in geringen Mengen unbedenklich |
| Konfitüren, Gelees | unbedenklich |
| Konfitüren, Gelees | unbedenklich |
| Konfitüren, Gelees | unbedenklich |
| Wein | unbedenklich; kann in großen Mengen die Calciumaufnahme behindern |
| Wein | unbedenklich |

| E-Nummer | Name | Herkunft und Bedeutung |
|---|---|---|
| 355 | Adipinsäure | künstlich hergestellte Säuren und Salze |
| 356 | Natriumadipate | künstlich hergestellt |
| 357 | Kaliumadipate | künstlich hergestellt |
| 363 | Bernsteinsäure | naturidentisch hergestellt |
| 375 | Nicotinsäure | natürlicher Stoff |
| 380 | Triammonocitrat | künstlich aus Zitronensäure hergestellt |
| 385 | Calcium-Di-Natrium-ethylendiamintetra-acetat | künstlich hergestellt |
| 508 bis 511 | Kalium-, Calcium- und Magnesiumchlorid | künstlich hergestellt |
| 450 bis 452 | Di-, Tri und Polyphosphate, deklariert als »Phosphat« | künstlich hergestellt (Natrium-, Kalium- und Calciumsalze der Orthophosphorsäure) |
| 512 | Zinn-II-Chlorid | künstlich hergestellt |
| 513 | Schwefelsäure | künstlich hergestellt |
| 514 bis 517 | Natrium-, Kalium-, Calcium- und Ammoniumsulfate | künstlich hergestellt (teilweise natürliche Herkunft) |
| 524 bis 529 | Natrium-, Kalium-, Calcium-, Ammonium- und Magnesium-hydroxid | künstlich hergestellt |

| Zusatz vor allem in ... | Beurteilung |
|---|---|
| Getränkepulvern, Gelee- und Trockendesserts, Füllungen und Überzug von Backwaren | unbedenklich |
| Getränkepulvern, Gelee- und Trockendesserts, Füllungen und Überzug von Backwaren | unbedenklich |
| Getränkepulvern, Gelee- und Trockendesserts, Füllungen und Überzug von Backwaren | unbedenklich |
| Fertigbrühen und -suppen, Fertigdesserts, Getränkepulvern | unbedenklich |
| diversen Lebensmitteln | unbedenklich |
| diversen Lebensmitteln | gilt bislang als unbedenklich |
| Konserven (Erbsen, Pilze) | kann Allergien auslösen und zu Stoffwechselbeeinträchtigungen führen |
| Käse, Würzmittel | für Leber- und Nierenkranke bedenklich |
| Nahrungsergänzungsmitteln, Getränkeweißern, Saucen, Desserts, Backmitteln, Backpulver, Fleischprodukten, Trockenlebensmitteln etc. | Phosphor steht im Verdacht, besonders bei Kindern Hyperaktivität auszulösen |
| Blumenkohl- und Spargelkonserven | metallischer Beigeschmack möglich; in großen Mengen Magenreizungen |
| Würzmittel, Zucker-, Glukosesirup | gilt bisher als unbedenklich |
| allen Lebensmitteln | unbedenklich; in größeren Mengen abführend |
| Gelees, Konfitüren, Säuglings-Entwöhnungsnahrung | unbedenklich |

| E-Nummer | Name | Herkunft und Bedeutung |
|---|---|---|
| 574 | Gluconsäure | biologisch gewonnen |
| 575 | Glucono-delta-lacton | natürlicher Stoff |
| 576 bis 578 | Natrium-, Kalium- und Calciumgluconat | natürliche Stoffe |

## Emulgatoren, Verdickungs- und Geliermittel (Stabilisatoren)

Emulgatoren machen Flüssigkeiten mischbar, die sich normalerweise nicht dauerhaft verbinden lassen (zum Beispiel Wasser und Öl). Solche Mischungen oder Emulsionen lassen sich mit diesen Stoffen stabilisieren, so dass sie sich nicht mehr trennen. Emulgatoren sorgen beispielsweise dafür, dass auf Mayonnaise oder Cremes kein Wasser schwimmt.

Am häufigsten verwendet man Lecithin als Emulgator. Dieser natürliche Stoff, der im Eigelb vorkommt, hat den unschätzbaren Vorteil, sehr vielseitig einsetzbar und gesundheitlich völlig unbedenklich zu sein.

### Zur Stabilisierung

Verdickungs- und Geliermittel dienen dazu, Flüssiges anzudicken oder cremig zu machen. Lebensmittelhersteller verwenden diese Substanzen vorwiegend bei Gelees, Puddings, Konfitüren, Backwaren, Wurst und Fleischzubereitungen sowie in kalorienreduzierten Lebensmitteln und Eiscreme. Stabilisatoren wie Gelatine, Johannisbrotkernmehl, Agar-Agar (aus Rotalgen), Stärke, Pektin (aus Äpfeln) erfüllen einen ähnlichen Zweck und sind natürlicher Herkunft.

Auf der Zutatenliste findet sich auch häufig der Begriff »modifizierte Stärke«: Dies ist behandelte herkömmliche Stärke aus Mais oder Kartoffeln.

| Zusatz vor allem in ... | Beurteilung |
|---|---|
| allen Lebensmitteln | unbedenklich |
| frischer Pasta (Kühlregal) | unbedenklich |
| allen Lebensmitteln | unbedenklich |

## Zusatzstoffe, die Allergiker besser meiden

Wer auf Lebensmittel leicht mit Migräne und anderen allergischen Symptomen reagiert, kann sein Risiko mindern, indem er Lebensmittel mit den folgenden Zusatzstoffen möglichst selten oder gar nicht zu sich nimmt.

Farbstoffe
- E 102 Tartrazingelb
- E 104 Chinolingelb
- E 110 Gelborange
- E 120 Echtes Karmin (rot)
- E 122 Azorubin
- E 123 Amaranth (nicht zu verwechseln mit dem Pseudogetreide Amaranth)
- E 124 Cochenillerot A
- E 151 Brillantschwarz
- E 160b Bixin (orange)

Konservierungsstoffe
- E 210 – E 213 Benzoesäure und Benzoate
- E 214 – E 219 PHB-Ester und Verbindungen
- E 220 – E 228 Schwefeldioxid und Sulfitverbindungen

Antioxidantien
- E 310 Propylgallat
- E 311 Octylgallat
- E 312 Dodecylgallat
- E 320 Butylhydroxyanisol (BHA)
- E 321 Butylhydroxytuluol (BHT)

Emulgator
- E 472b Milchsäure

Die Stoffe können, müssen aber bei entsprechend empfindlichen Menschen nicht belastend sein. Eventuell zeigt das Weglassen eines Stoffes eine positive Wirkung.

## Emulgatoren, Verdickungs- und Geliermittel

| E-Nummer | Name | Herkunft und Bedeutung |
|---|---|---|
| 400 | Alginsäure | Geliermittel aus Braunalgen |
| 401 bis 404 | Natrium-, Kalium-, Ammonium- und Calciumalginat | Salze der Alginsäure |
| 405 | Propylenglykolalginat | Verdickungsmittel und Emulgator aus Alginsäure hergestellt |
| 406 | Agar-Agar | natürliches, rein pflanzliches Geliermittel aus Rotalgen |
| 407 | Carrageen | aus Rotalgen gewonnen |
| 410 | Johannisbrotkernmehl | natürliches Verdickungsmittel aus den Samen des Johannisbrotbaums |
| 412 | Guarkernmehl | natürliches Verdickungsmittel aus den Samen der Guarpflanze |
| 413 | Traganth | natürliches Verdickungsmittel aus der Rinde einer asiatischen Pflanze |
| 414 | Gummi arabicum | natürliches Verdickungsmittel aus der Gummiabsonderung von Akazien |
| 415 | Xanthan | aus Zucker hergestelltes Verdickungsmittel |
| 416 | Karayagummi | natürliches Geliermittel |
| 417 | Tarakernmehl | natürliches Verdickungsmittel aus den Samen des Tarastrauchs |

| Zusatz vor allem in ... | Beurteilung |
|---|---|
| Eiscreme, Instantdesserts, Pudding, Softdrinks | unbedenklich |
| Diätprodukten, Backwaren, Tiefkühlprodukten, Eiscreme, Gemüsekonserven, Fertigsuppen, Salatsaucen, Mayonnaise | unbedenklich |
| Knabbersnacks, Eiscreme, Tiefkühlgebäck, Bier, Kaugummi | unbedenklich |
| Eiscreme, Konfitüren, Desserts, Süßigkeiten | unbedenklich |
| Milchprodukten, Light-Produkten, Eiscreme, Desserts, alkoholischen Getränken, Sprühsahne, Salatsaucen | für Menschen vermutlich unbedenklich; hat in Tierversuchen bei Ratten und Meerschweinchen Darmgeschwüre verursacht |
| Milchgetränken, Süßspeisen, Eiscreme, Diabetikerprodukten, Backwaren, Salatsaucen, Suppen | unbedenklich; wirkt abführend, fördert die Verdauung und senkt den Cholesterinspiegel |
| Milchgetränken, Feinkostsalaten, Salatsaucen, Suppen | unbedenklich; nur in enorm großen Mengen eventuell Bauchschmerzen und Blähungen möglich |
| Schmelz- und Streichkäse, Salatsaucen | unbedenklich |
| Süßwaren, Lebkuchen, Backmischungen | unbedenklich; selten bei sehr empfindlichen Menschen allergische Reaktionen möglich |
| Salaten, Salatsaucen, Senf, Ketchup, Mayonnaise, Milchprodukten | unbedenklich |
| Fertigsaucen, Eierlikör, Knabbererzeugnissen | unbedenklich; kann abführend wirken |
| Milchgetränken, Süßspeisen, Eiscreme, Diabetikerprodukten, Backwaren, Salatsaucen, Suppen | unbedenklich; kann abführend wirken |

| E-Nummer | Name | Herkunft und Bedeutung |
|---|---|---|
| 418 | Gellan | künstliches Verdickungs- und Geliermittel auf pflanzlicher Basis |
| 422 | Glycerin | künstlich aus natürlichen Fetten hergestellter Emulgator |
| 432 bis 436 | 5-Polysorbate | künstliche Emulgatoren |
| 440a | Pektin | natürliches Gelier- und Verdickungsmittel, aus Äpfeln gewonnen |
| 440b | amidiertes Pektin | aus Äpfeln oder Zitrusfrüchten hergestelltes natürliches oder künstliches Verdickungs- und Geliermittel |
| 442 | Ammonphosphatide | natürlich bzw. naturidentisch |
| 444 | Saccharoseacetatisobutyrat | künstlich hergestellt |
| 445 | Glycerinester | künstlich hergestellt |
| 460 | Cellulose | natürlich aus Holz, Baumwolle oder anderen Pflanzen gewonnen |
| 461 | Methylcellulose | künstlich behandelte Cellulose |
| 463 und 464 | Hydroxypropyl, Hydroxypropylmethyl-Cellulose | künstlich hergestellte Cellulose |
| 465 | Methylethylcellulose | natürliche Herkunft, aus Cellulose hergestellt |
| 466 | Carboxymethyl-Cellulose (CMC) | künstlich behandelte Cellulose |
| 470 a | Natrium-, Kalium-, Calciumsalze der Speisefettsäuren | auf natürlicher Basis künstlich hergestellt |
| 470 b | Magnesiumsalze der Fettsäuren | auf natürlicher Basis künstlich hergestellt |

| Zusatz vor allem in ... | Beurteilung |
|---|---|
| Konfitüren, Gelees, kalorienreduzierten Nahrungsmitteln | unbedenklich; kann leicht abführend wirken |
| Pralinen etc. | unbedenklich |
| Kuchen und Torten, Eiscreme, Desserts, Saucen, Suppen | unbedenklich |
| Konfitüren, Gelees, Pudding, Obstkuchen, Desserts | unbedenklich; kann leicht abführend wirken |
| Konfitüren, Gelees, Pudding, Obstkuchen, Desserts | unbedenklich; kann leicht abführend wirken |
| Kakao, Schokolade und Schokoladenerzeugnissen | unbedenklich |
| nichtalkoholischen Getränken | Unbedenklichkeit noch nicht gesichert |
| alkoholischen und nichtalkoholischen Getränken | unbedenklich |
| allen Lebensmitteln je nach Bedarf; oft in Eiscreme und Kaugummi | unbedenklich |
| Milchprodukten, Speiseeis, Brot | unbedenklich; in größeren Mengen abführend |
| allen Lebensmitteln je nach Bedarf; oft in Eiscreme und Kaugummi | unbedenklich |
| allen Lebensmitteln je nach Bedarf; oft in Eiscreme und Kaugummi | unbedenklich; kann abführend wirken |
| Tomatensaucen, Cremesuppen, Backzutaten, Backmischungen, Schmelzkäse | unbedenklich; in größeren Mengen abführend |
| allen Lebensmitteln, besonders Kuchen und Torten | unbedenklich |
| allen Lebensmitteln, besonders Kuchen und Torten, Zwieback | unbedenklich |

| E-Nummer | Name | Herkunft und Bedeutung |
|---|---|---|
| 471 | Mono- und Diglyceride von Speisefettsäuren | künstliche Verbindungen von Fetten und Säuren |
| 472a bis f | Mono- und Diglyceride von Speisefettsäuren verestert mit diversen natürlichen Säuren | natürlich oder künstlich hergestellt |
| 473 | Zuckerester der Fettsäuren | natürlich hergestellt |
| 474 | Zuckerglyceride | künstlich hergestellt |
| 475 | Polyglycerinester von Speisefettsäuren | künstlich hergestellt |
| 476 | Polyglycerin-Polyricinoleat | künstlich hergestellt |
| 477 | Propylenglycolester von Speisefettsäuren | künstlich hergestellt |
| 479a und b | thermooxidiertes Sojaöl bzw. dessen Ester mit Mono- und Diglyceriden von Speisefettsäuren | künstlich hergestellt |
| 481 und 482 | Natrium- bzw. Calciumstearoyllactyl-2-lactat | natürliche Herkunft |
| 483 | Stearoyltartrat | natürliche Herkunft |
| 491 bis 495 | Stearoyltartrat, Sorbitanmono- bzw. Tristearat, Sorbitanmonolaurat, Sorbitanmonooleat, Sorbitanmonopalmitat | künstlich hergestellt |
| 570 | Stearinsäure | natürliche Fettsäure |

| Zusatz vor allem in ... | Beurteilung |
|---|---|
| Desserts, Speiseeis, Kuchen, Torten | unbedenklich |
| allen Lebensmitteln | unbedenklich |
| Backwaren | unbedenklich |
| Fertigkuchenmischungen, Pudding, Backwaren, Feingebäck | unbedenklich |
| Fertigkuchenmischungen, Pudding, Backwaren, Feingebäck | unbedenklich |
| Frittier- und Plattenfetten, Schokolade | unbedenklich |
| Feingebäck, Fertigkuchen etc. | unbedenklich |
| Fettemulsionen zum Braten, Fertigbackwaren | unbedenklich |
| Toast, Brötchen | unbedenklich |
| englischem Gebäck und anderen Spezialitäten | unbedenklich |
| Backwaren, Torten-, Gebäckfüllungen | unbedenklich |
| allen Lebensmitteln | unbedenklich |

## Geschmacksverstärker und andere Zusatzstoffe

Außer Farb-, Konservierungs- und Säuerungsstoffen, Antioxidantien, Verdickungsmitteln und Emulgatoren verwenden Lebensmittelhersteller je nach Produkt auch noch andere Zusatzstoffe. Da sie im Allgemeinen entweder nur in kleinen Mengen oder aber nur in ganz bestimmten Produkten enthalten sind, verzichten wir, mit Ausnahme der Geschmacksverstärker, auf eine Tabelle.

### Die verschiedenen weiteren Zusatzstoffe

▶ **Backtriebmittel** setzen natürliche Gase frei und vergrößern so das Volumen eines Teiges. Üblicherweise setzt man je nach Gebäck Backhefe und Sauerteig (natürliche Triebmittel) oder Backpulver (Natron), Pottasche und Hirschhornsalz ein. Sie gelten als harmlos und unbedenklich, mit einer Ausnahme: Hirschhornsalz soll die Bildung von gesundheitsschädlichem Acrylamid in Backwaren fördern. Versuche der Bundesforschungsanstalt haben gezeigt, dass nur ein vollständiger Austausch gegen andere Backtriebmittel zu niedrigeren Acrylamidgehalten führt.

▶ **Festigungsmittel** geben dem Zellgewebe von Obst und Gemüse Festigkeit und Frische. Sie gelten als gesundheitlich unbedenklich und haben in üblichen Mengen keine Nebenwirkungen.

▶ **Feuchthaltemittel** verhindern das Austrocknen von Lebensmitteln oder fördern die Auflösung eines Pulvers in Flüssigkeiten. In den üblichen Mengen sind sie harmlos, bei Überempfindlichen eventuell leicht abführend.

▶ **Füllstoffe** vergrößern das Volumen eines Lebensmittels, ohne nennenswert zum Nährwert beizutragen, sie kommen also vor allem bei kalorienreduzierten Produkten zum Einsatz. Die bekanntesten Füllstoffe sind Wasser und Luft; auch Polydextrose (synthetische Verbindung aus Glucose, Sorbit und Zitronensäure), Cellulose, Glyzerin und andere Stoffe werden eingesetzt. Füllstoffe gelten in üblichen Mengen als unbedenklich.

▶ **Geschmackverstärker** sind Stoffe, die den Geschmack und/oder den Geruch eines Lebensmittels verstärken. In aller Regel handelt es sich um Glutamat oder aus Glutamat hergestellte Stoffe.

▶ **Schaumverhüter** verhindern oder verringern unerwünschte Schaumbildung bei Lebensmitteln. Es gibt nur einen als Lebensmittelzusatzstoff in der EU zugelassenen Schaumverhüter, Dimethylpolysiloxan (E 900), der als unbedenklich gilt.

▶ **Schmelzsalze** wandeln in Käse enthaltene Proteine (Eiweiße) so um, dass eine homogene Masse entsteht. Cremige, glatte Käsemassen kann man ohne Schmelzsalze nicht herstellen. Sie gelten als unbedenklich, lediglich Menschen mit Bluthochdruck sollten wegen des hohen Salzgehalts zurückhaltend bleiben.

▶ **Trägerstoffe** und **Trägerlösungsmittel** von Zusatzstoffen müssen nicht deklariert werden. Es kann sich dabei um geringe Mengen anderer Zusatzstoffe oder um Zutaten (zum Beispiel Milchzucker oder Gelatine) handeln, die weder zu schmecken sind noch eine nachweisbare körperliche Wirkung haben.

▶ **Trennmittel/Antiklumpmittel** verhindern – wie der Name schon sagt –, dass feine Partikel von trockenen Lebensmitteln aneinander haften oder verklumpen. Man stellt sie aus Ölen oder anderen Fetten sowie aus geriebenen Nussschalen her. Sie gelten als gesundheitlich unbedenklich.

▶ **Überzugmittel** geben der Außenoberfläche eines Lebensmittels ein glänzendes Aussehen oder schützen es vor dem Austrocknen. Oft handelt es sich um natürliche, unschädliche Wachse, aber auch die übrigen Überzugsmittel gelten als unbedenklich, soweit sie nicht mitgegessen werden.

▶ **Verarbeitungshilfsstoffe** müssen wie Trägermittel nicht deklariert werden und gelten als unbedenklich.

▶ **Verdickungsmittel** Geliermittel, Verdickungsmittel oder Feuchthaltemittel (siehe oben) werden zum Binden von Flüssigkeiten in Lebensmitteln verwendet. Sie verdicken die Lebensmittel, halten sie feucht, beeinflussen das Schmelzverhalten (zum Beispiel bei Speiseeis) oder das Kaugefühl (bei Süßwaren). Zu den Verdickungsmitteln zählen beispielsweise Stärke (aus Kartoffeln oder Mais), Pektin (aus Apfelkernen), Gelatine (aus tierischen Knochen), Agar-Agar (aus Algen, E 406), Sago (aus Palmen) und Biolin (aus den Kernen der Johannisbrotfrucht); außerdem sind in der EU noch mehrere andere Verdickungsmittel zugelassen, die sämtlich als unbedenklich gelten.

## Glutamat – gefährliches Geschmackserlebnis?

Ähnlich wie die Prise Salz im Kuchen heben Geschmacksverstärker (E 620 bis 640) den Eigengeschmack der Zutaten. Meist verwenden die Hersteller Glutaminsäure oder deren Salze, die Glutamate, wenn ein Fertigprodukt nach mehr schmecken soll. Denn diese Stoffgruppe hat drei unschlagbare Vorteile: Sie ist preiswert, hat keinen Eigengeschmack und wird auf natürlicher Basis (nämlich aus Melasse) hergestellt. Daher werden Glutaminsäure und Glutamate gern und häufig zur Geschmacksverbesserung in Wurst, Brühen, Saucen, Tiefkühlmenüs oder Dosenravioli eingesetzt. Leider hat das intensivere Geschmackserlebnis anscheinend für einige besonders sensible Menschen tückische Folgen: Sie leiden nach dem Genuss von glutamatreichen Mahlzeiten unter dem so genannten China-Restaurant-Syndrom, also unter allergischen Hautreaktionen, Kopfschmerzen und Schwächegefühl sowie Herzrasen.

Dass daran Glutamat schuld sein soll, scheint nach Studien zumindest strittig. Sämtliche Versuche des wissenschaftlichen Beratungsgremiums JECFA (Joint Expert Committee on Food Additives) der Weltgesundheitsorganisation (WHO) im Jahr 1987 ergaben, dass das Glutamat nicht als eindeutige Ursache solcher Beschwerden verantwortlich zu machen ist. Menschen, die dennoch auf Glutamat allergisch reagieren, empfiehlt die Deutsche Gesellschaft für Ernährung (DGE), besonders auf die Kennzeichnung von Lebensmitteln zu achten und Lebensmittel, die Glutamat enthalten, im Zweifelsfall zu meiden.

Die DGE gibt aber insgesamt Entwarnung und weist darauf hin, dass Glutamat von Natur aus ohnehin in fast allen Lebensmitteln zu finden ist. Selbst bei normaler Mischkost – also bei Verzicht auf Fertiggerichte – nehmen wir täglich ca. 8 bis 12 Gramm Glutamat auf. Laut DGE übernimmt Glutamat dabei sogar wichtige Funktionen bei der Übermittlung, Speicherung und Verarbeitung von Informationen und bei den so genannten Transmittern – Überträgerstoffen – im Gehirn. Die Verwendung als Geschmacksverstärker ist daher sogar fast unbegrenzt erlaubt. In Fleisch- und Fischkonserven sowie Fertiggerichten ist generell der Zusatz von 1 Prozent Glutamat gestattet; bei Saucen ist die doppelte Menge zugelassen, in Würzmitteln dürfen es sogar bis zu 50 Prozent sein. Verpackte Lebensmittel, denen Glutamat zugesetzt ist, müssen nach der Lebensmittelkennzeichnungsverordnung den Hinweis »mit Geschmacksverstärker« tragen, gefolgt von der Verkehrsbezeichnung, also dem Stoffnamen oder der entsprechenden E-Nummer (zum Beispiel bei Glutamat E 620 bis E 625). Auch Lebensmittel ohne Zutatenliste, beispielsweise lose Waren, müssen durch die Angabe »mit Geschmacksverstärker« an oder bei der Ware oder als Aushang gekennzeichnet sein.

## Geschmacksverstärker

| E-Nummer | Name | Herkunft und Bedeutung |
|---|---|---|
| 620 | Glutaminsäure | künstlich hergestellte Aminosäure |
| 621 bis 625 | Mononatrium-, Monokalium-, Calciumdi-, Monoammonium-, Magnesiumdiglutamat | aus Glutaminsäure hergestellt |
| 626 bis 629 | Guanylat, Guanylsäure, Guanosinmonophosphat, Dinatriumguanylat, Dikaliumguanylat, Calciumguanylat | künstlich hergestellt |
| 630 bis 633 | Inosinsäure, Dinatriuminosinat, Dikaliuminosinat, Dicalciuminosinat | künstlich hergestellt |
| 634 | Calcium-5-ribonucleotid | natürliche Herkunft |
| 635 | Dinatrium-5-ribonucleotid | natürliche Herkunft |
| 640 | Glycin | künstlich hergestellt |

| Zusatz vor allem in ... | Beurteilung |
|---|---|
| Fertiggerichten (Fleisch, Fisch, Gemüse), Tiefkühlprodukten, Konserven, Suppen, Saucen, Würzmitteln, Brühwürfeln, Knabberartikeln, Gewürzmischungen | unbedenklich; bei allergischen Reaktionen eventuell reduzieren oder ganz meiden |
| Fertiggerichten (Fleisch, Fisch, Gemüse), Tiefkühlprodukten, Konserven, Suppen, Würzmitteln, Brühwürfeln, Knabberartikeln, Gewürzmischungen | unbedenklich; bei allergischen Reaktionen eventuell reduzieren oder ganz meiden |
| Würzmitteln, Suppen, Saucen, Fertiggerichten, Tiefkühlprodukten, Tomatenprodukten, Fleischerzeugnissen; allgemein zugelassen mit Ausnahme bestimmer Lebensmittel wie Milch, Butter, Honig, Teigwaren | unbedenklich; lediglich Menschen mit erhöhten Harnsäurewerten (Gicht) sollten diese Stoffe meiden |
| Würzmitteln, Suppen, Saucen, Fertiggerichten, Tiefkühlprodukten, Tomatenprodukten, Fleischerzeugnissen; Zulassung wie E 626 | unbedenklich; lediglich Menschen mit erhöhten Harnsäurewerten (Gicht) sollten diese Stoffe meiden |
| Würzmitteln, Suppen, Saucen, Fertiggerichten, Tiefkühlprodukten, Tomatenprodukten, Fleischerzeugnissen; Zulassung wie E 626 | unbedenklich; lediglich Menschen mit erhöhten Harnsäurewerten (Gicht) sollten diese Stoffe meiden |
| Würzmitteln, Suppen, Saucen, Fertiggerichten, Tiefkühlprodukten, Tomatenprodukten, Fleischerzeugnissen; Zulassung wie E 626 | unbedenklich; lediglich Menschen mit erhöhten Harnsäurewerten(Gicht) sollten diese Stoffe meiden |
| Süßstofftabletten, Marzipan, Oberfläche von Schinken; auch als Trägerstoff z.B. für Farbstoffe und Aromen | unbedenklich |

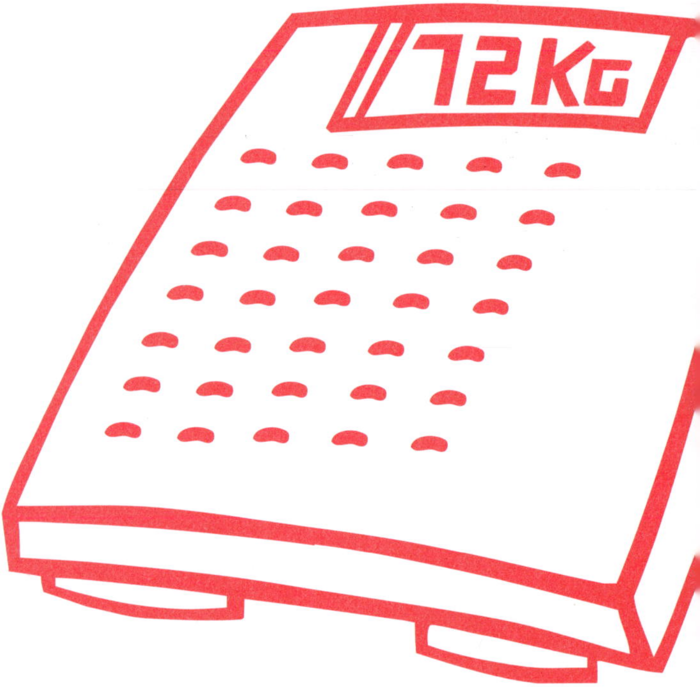
72KG

# Leichtprodukte & Süßmittel: Was nützen sie wirklich?

**Wer sich fettarm, zuckerfrei und insgesamt figur- und gesundheitsbewusst ernähren möchte, steht oft ratlos vor den Regalen. Eine Fülle von verheißungsvollen Bezeichnungen verwirrt viele Verbraucher – in diesem Kapitel finden Sie alle Informationen, um gezielter auswählen zu können.**

## Leichter leben: Welche Lebensmittel dabei helfen und welche nicht

Wer möchte nicht schlank und fit sein? Glaubt man der Werbung, ist das auch ohne Verzicht möglich, denn es gibt ja fast alles in einer »Light«-Version. Ob cremige Desserts, süße Softdrinks, pikante Pizza, Käse, Wurst, Kekse, Kuchen, Eis oder Süßigkeiten – alles scheint erlaubt zu sein und sogar förderlich für die Linie. Schätzungsweise jeder Vierte bevorzugt beim Einkaufen Light-Produkte. Auch wo »Diät« draufsteht, langen wir gern zu. Doch schon da fängt das Verwirrspiel an. Denn nicht überall, wo »light« oder »leicht« auf dem Etikett steht, sparen wir Kalorien. Meist ist zwar der Fettgehalt reduziert, dafür kann aber je nach Produkt eine Menge Zucker enthalten sein. Umgekehrt sind »Diät-Lebensmittel« in der Regel zuckerfrei, aber im Fettgehalt genau so gewichtig wie ihre herkömmlichen »Geschwister« – sie sind also in der Regel keineswegs Schlankmacher.

Das alles als Schummelei zu bezeichnen, wäre jedoch ungerecht. Eher neigen wir dazu, aus Bequemlichkeit einfach der Aufschrift zu glauben und deshalb vermeidbare Ernährungsirrtümer zu begehen. Der Blick auf die Nährwertliste bleibt uns nicht erspart und hilft dabei, die richtige Auswahl für unser jeweiliges Bedürfnis zu treffen.

Lebensmittel, die für eine kalorienarme Ernährung zur Gewichtsreduktion bestimmt sind, also diätetische Lebensmittel, müssen aus Gründen des Verbraucherschutzes seit dem 1. April 1999 für den Verkauf in der EU eine Reihe von Vorschriften erfüllen. Versprechungen auf Etikett oder Verpackung, wie schnell oder wie viel man mit einem Produkt abnehmen kann, sind verboten. Vorgeschrieben sind auch Mindest- und Höchstwerte für Eiweiße und Fette sowie Mindestwerte für Vitamine und Mineralstoffe. Außerdem bestimmen strenge Vorschriften, was der Hersteller aufs Etikett drucken muss: den Brennwert in Kilokalorien (kcal) und Joule (kJ); den Gehalt von Proteinen (Eiweißen), Kohlenhydraten und Fetten sowie die durchschnittliche Menge aller Mineralstoffe und Vitamine. Darüber hinaus muss der Hersteller darüber informieren, wie man das Nahrungsmittel zubereiten soll. Ebenfalls Pflicht: eventuell notwendige Warnhinweise, wenn das Produkt ohne ärztlichen Rat nicht länger als drei Wochen verzehrt werden sollte.

## Wie Hersteller Lebensmittel abspecken

Was viele Konsumenten nicht wissen: Der Begriff »light« ist nicht klar definiert und bedeutet lediglich, dass ein Produkt weniger von sonst typischen Inhaltsstoffen enthält – welche das genau sind, sagt er aber nicht aus. Reduziert sein kann je nach Lebensmittel der Zucker-, Fett-, Kohlensäure- oder Alkoholgehalt, stattdessen finden sich dann entsprechende Ersatzstoffe darin wie beispielsweise Zuckeraustausch- oder Süßstoffe, Füllstoffe, Wasser oder Bindemittel. Bei manchen Produkten sorgt das Aufschlagen mit Luft oder Stickstoff für eine imposante Menge bei relativ niedrigem Fettgehalt. »Light« oder »leicht« bedeutet also die unterschiedlichsten Dinge: zum Beispiel »leicht bekömmlich«, »kalorienarm« oder »kalorienreduziert«, »fettarm« oder »fettreduziert«, »alkoholarm« oder »alkoholfrei« sowie »koffeinfrei« oder »entkoffeiniert«.

### Was sich hinter Diätprodukten versteckt

Der Begriff »Diät« verwirrt und ruft oft eine falsche Vorstellung hervor. Denn diätetische Lebensmittel dienen nicht nur (manchmal) der Reduktion von Übergewicht, sondern vor allem der Behandlung der verschiedensten Erkrankungen. Nach dem Lebensmittelrecht müssen »diätetische Lebensmittel« ganz bestimmte Anforderungen erfüllen. Normalerweise geht es dabei um Produkte zur Behandlung von Krankheiten wie Diabetes (Zuckerkrankheit), erhöhtem Cholesterinspiegel, Zöliakie (Unverträglichkeit von Gluten, also Klebereiweiß, in Getreiden bei Kindern) und Sprue (die gleiche Erkrankung bei Erwachsenen) oder zur Verhinderung von Mangelerscheinungen.

Der Begriff »Diät« bedeutet also nicht automatisch, dass ein Lebensmittel kalorienarm oder besonders zum Abnehmen geeignet ist. Wer zum Beispiel zu eher kostspieligen Diätmargarinen oder Diätölen greift, um seiner Figur etwas Gutes zu tun, wird enttäuscht. Denn solche Produkte haben nicht etwa einen geringeren Fettgehalt als herkömmliche Margarinen oder Öle, sondern lediglich einen überdurchschnittlich hohen Anteil an mehrfach ungesättigten Fettsäuren. (Einfach und mehrfach gesättigte Fettsäuren, zum Beispiel in Pflanzenölen, gelten als sehr viel gesünder als gesättigte Fettsäuren, die besonders reichlich in tierischen Fetten enthalten sind.) Andererseits gilt: Light-Produkte sind keine diätetischen, sondern laut Gesetz »Lebensmittel des allgemeinen Verzehrs«.

## Light: Schwer- oder Leichtgewicht?

Wer sichergehen möchte, in kein Fettnäpfchen zu treten, begnügt sich also besser nicht mit dem Griff zum Light-Lebensmittel, sondern sieht sich genau an, woran der Hersteller gespart hat – und das ist nicht immer beim Fett der Fall. So dürfen zum Beispiel »leichte« Käsesorten einen bestimmten Fettgehalt nicht überschreiten, doch können auch hier Fallstricke lauern, denn zwischen 0,2 Prozent und 32,5 Prozent Fettgehalt in der Trockenmasse (Fett in Tr.) sind möglich. Auch ein Frischkäse kann beispielsweise mit 40 Prozent absolutem Fettgehalt als »leicht« gelten, denn er hat normalerweise bis zu 60 Prozent und mehr.

Grundsätzlich gilt bislang: Nur bei Milchprodukten, Käse und Streichfetten ist die Bedeutung des Begriffs »light« oder »leicht« festgelegt. Im Einzelfall heißt das:

- **Milchprodukte:** Leichter Joghurt darf maximal 1,8 Prozent, leichter Quark maximal 12,5 Prozent Fett und ungezuckerte Kondensmilch maximal 4,5 Prozent Fett enthalten.
- **Käse:** Leichter Käse darf maximal 32,5 Prozent Fett i. Tr. und höchstens 30 Kilokalorien auf 100 Gramm enthalten.
- **Streichfette:** Halbfettbutter und Halbfettmargarine mit einem Fettgehalt von 39 bis 41 Prozent dürfen sich auch

»light«, »lite« oder »leicht« nennen. Dabei ersetzt der Hersteller einen Teil des Fettes durch Wasser.

## Streichfette: Das steckt drin

Europaweit sind die Normen – also Bezeichnungen, Inhaltstoffe, Zubereitung und erlaubte Zusatzstoffe – für fettreduzierte Streichfette festgelegt. Sie sind alle wegen des hohen Flüssigkeitsanteils zum Kochen und Backen ungeeignet, was auf der Packung angeben werden muss.

**Dreiviertelfettbutter**

Sie darf als »fettreduzierte Butter« angeboten werden und enthält mindestens 60 bis maximal 62 Prozent Milchfett. Weil durch den erhöhten Wassergehalt Bakterien leichteres Spiel haben, darf diese Butter eine geringe Menge des Konservierungsstoffs Sorbinsäure (E 200) enthalten. Die Verwendung von Speisegelatine, Emulgatoren (Tabelle Seite 40 ff.) und Zitronensäure (E 330) als Zusatzstoffe sowie das Färben mit Beta-Carotin (E 160a) sind erlaubt.

**Halbfettbutter**

Sie hat einen Milchfettgehalt von nur 39 bis 41 Prozent. Sie darf auch als »fettarme Butter«, »light-Butter« oder »leicht-Butter« angeboten werden. Auch der Hinweis »light«, »leicht« oder »fettarm« ist zulässig. Die Verwendung von Sorbinsäure (E 200) für bessere Haltbarkeit ist zugelassen. Wie bei Dreiviertelfettbutter dürfen Hersteller die Halbfettbutter ebenfalls mit Speisegelatine, Emulgatoren (Tabelle Seite 40 ff.), Zitronensäure (E 330) und anderen Genusssäuren »aufpeppen«. Als Farbstoff ist Beta-Carotin (E 160a) erlaubt und üblich.

**Milchstreichfett**

Mit »X %« werden Streichfette aus Milch, deren Fettgehalt unter oder zwischen den jeweiligen Werten für Butter, Dreiviertel- und Halbfettbutter liegt, ausgezeichnet. Dabei steht X für den jeweiligen Fettgehalt des Produktes.

**Halbfettmargarine**

Sie enthält nur halb so viel Fett wie herkömmliche Margarinesorten, je nach Sorte sind das 39 bis 41 Prozent. Bis zu 2 Prozent davon dürfen Milch- oder anderes tierisches Fett sein, der übrige Anteil muss rein pflanzlicher Herkunft sein. Wie bei Halbfettbutter wird das Fett durch Wasser ersetzt.

**Brotaufstrich extra leicht**

Hierbei handelt es sich streng genommen um keine Margarine mehr, auch wenn Geschmack und Aussehen praktisch identisch sind. Mit nur 28 Prozent Fett ist das relativ neue Produkt eine Alternative für alle, die Fett sparen möchten. Enthalten sein dürfen Wasser, pflanzliche Öle und Fette, modifizierte Stärke, Sauermilcherzeugnisse, Speisegelatine, Emulgatoren (Tabelle Seite 40 ff.), der Konservierungsstoff Kaliumsorbat (E 202), die Vitamine A, D und E sowie Beta-Carotin (E 160a).

## Leichter durch Light-Produkte?

Auch wenn es auf den ersten Blick logisch erscheint – allein durch das Ausweichen auf kalorien- bzw. fettreduzierte Produkte wird man auf Dauer wohl sein Wunschgewicht nicht erreichen oder halten können. Denn nicht selten neigen wir dazu, sozusagen als Ausgleich, von solchen Lebensmitteln wesentlich mehr zu essen als wir es normalerweise tun würden. Manche Experten warnen auch vor der Umstiegsgefahr. Damit ist gemeint: Wer sich beim »Light-Essen« an größere Portionen und auch an den »ungefährlichen« süßen Geschmack gewöhnt hat, läuft Gefahr, auch dann mehr zu essen, wenn er wieder zu herkömmlichen Lebensmitteln greift. Zunehmen ist so garantiert. Am sinnvollsten ist daher eine gesamte Umstellung der Ernährungsgewohnheiten. Am leichtesten, sprich fettärmsten, sind Lebensmittel, die von Natur aus wenig Fett enthalten: Dazu gehören Obst, Gemüse, Getreide, Vollkornbrot, Reis, Nudeln und Kartoffeln.

Viele Experten sind sich einig: Den Einstieg in eine gesündere, weil energieärmere Ernährung können Light-Produkte und fettarme Lebensmittel auf jeden Fall erleichtern. Besonders fettreduzierte Alternativen bei Käse, Wurst und Milchprodukten sind auch auf Dauer eine Möglichkeit, beim Fett zu geizen, ohne auf Genuss zu verzichten – was auf jeden Fall Sinn macht, denn mehr als etwa 50 bis 60 Gramm Fett pro Tag machen nicht nur dick, sondern belasten auch Herz und Kreislauf.

## Wo Sie Fett einsparen können

Verstecktes Fett fürchtet jeder figurbewusste Genießer. Gemeint ist damit das Fett, das nicht als sichtbarer Fettrand an der Wurst hängt, sondern in der Masse steckt – oder auch im Käse oder in anderen Nahrungs- und Genussmitteln. Man kann es neuerdings leichter aufspüren, da auf so gut wie jedem Fertiggericht und auf allen abgepackten Lebensmitteln angegeben wird, wie viel Fett pro 100 Gramm enthalten ist.

Der Blick auf das Etikett bringt allerdings auch ans Licht: Trotz Einsparungen durch die Verwendung von fettarmer Milch oder durch mehr Fleisch statt Fett sind die Fettmengen »abgespeckter« Nahrungsmittel immer noch recht beachtlich. Sogar Leicht-Mayonnaise bringt es noch auf durchschnittlich 40 bis 50 Prozent Fett – zweifellos eine Einsparung gegenüber den herkömmlichen 80 Prozent, aber dennoch belastend fürs Kalorienkonto. Die Lösung kann also nicht allein beim Kauf von fett- und kalorienreduzierten Produkten liegen – am besten kom-

### Einkaufstipp

Greifen Sie lieber zu gekochtem und geräuchertem Schinken ohne Fettrand, zu Lachsschinken, Putenbrust, Geflügelwurst, Bratenaufschnitt, Corned Beef oder Sülzwurst, denn sie sind fettärmer als beispielsweise fettreduzierte Salami oder Streichwurst.

**Fettgehalt bei Frischkäse, Quark & Co.**

| Fettstufe | Fettgehalt in der Trockenmasse (Fett i. Tr.) |
|---|---|
| Magerstufe | weniger als 10 % |
| Viertelfettstufe | mindestens 10 % |
| Halbfettstufe | mindestens 20 % |
| Dreiviertelfettstufe | mindestens 30 % |
| Fettstufe | mindestens 40 % |
| Vollfettstufe | mindestens 45 % |
| Rahmfettstufe | mindestens 50 % |
| Doppelrahmfettstufe | mindestens 60 bis maximal 85 % |

biniert man einen solchen bewussten Einkauf mit der Verwendung von Produkten, die von Haus aus fettarm sind.

Light-Produkte sind hervorragend als Unterstützung und Ergänzung, wer sich aber wirklich gut und gesund ernähren möchte, kombiniert sie am besten mit von Natur aus kalorienarmen Lebensmitteln wie Obst, Gemüse, Vollkornprodukten und fettarmem Fleisch, Geflügel und Fisch.

## Die Bedeutung von Fettstufen und Fettgehalt

»Fettgehalt 30 Prozent«, »kalorienreduziert« oder »Fett i. Tr.« sagen nicht direkt etwas über den absoluten Fettgehalt des Lebensmittels aus. Die Angabe »Fett in der Trockenmasse« (Fett i. Tr.) auf der Verpackung gibt den Fettgehalt eines Käses in der Trockenmasse an, weil Käse während der Lagerung an Wasser verliert. Der Begriff »Trockenmasse« hat folgenden Grund: Käse besteht aus Milch – also Fett, Eiweiß, Mineralstoffen, Vitaminen, Milchzucker und Wasser. Alle Bestandteile zusammen nennt man Käsemasse. Nach Abzug des Wassers von der Käsemasse bleibt die Trockenmasse. Der prozentuale Anteil des Fettes an der Trockenmasse ergibt den Wert Fett i. Tr.

Nach der deutschen Käseverordnung muss der Fettgehalt in der Trockenmasse oder die Fettgehaltstufe auf Käseverpackungen angegeben werden. Manche Hersteller geben inzwischen auch zusätzlich den absoluten Fett-

### Fett in der Trockenmasse und tatsächlicher Fettgehalt

Wie viel Fett man sich mit dem Käse tatsächlich aufs Brot holt, kann man leicht ausrechnen. Zwar gibt es immer leichte Schwankungen nach oben oder unten, doch mit einer einfachen Formel lässt sich der absolute Fettgehalt herausfinden:

| Käseart | Fett i. Tr. multiplizieren mit ... | Beispiel |
|---|---|---|
| Frischkäse absolut | 0,3 | 60 % F. i. Tr. x 0,3 = 18 % Fett |
| Weichkäse absolut | 0,5 | 50 % F. i. Tr. x 0,5 = 25 % Fett |
| Schnittkäse absolut | 0,6 | 45 % F. i. Tr. x 0,6 = 27 % Fett |
| Hartkäse absolut | 0,7 | 55 % F. i. Tr. x 0,7 = 39 % Fett |

gehalt an. Der lässt sich aber auch relativ leicht selbst errechnen (siehe Tabelle oben). Wer nicht rechnen möchte, kann als Faustregel auch in etwa davon ausgehen, dass der tatsächliche oder absolute Fettgehalt ungefähr die Hälfte des Fettgehalts in der Trockenmasse beträgt. Allerdings gilt: je fester und trockener der Käse, desto höher sein Gehalt an Nährstoffen – und auch an Fett. Im Zweifelsfall bleibt einem also das Rechnen doch nicht erspart.

## Kalorienarm & Co.: schlank ohne Reue?

Die Nährwertkennzeichnungsverordnung erlaubt für »schlanke« Lebensmittel mehrere andere Begriffe. Was sie im Einzelnen konkret bedeuten, zeigt diese Auflistung:

**»kalorienarm«:** Erlaubt sind maximal 50 Kilokalorien (entspricht 210 Kilojoule) pro 100 Gramm sowie bei Getränken, Suppen und Brühen höchstens 20 Kilokalorien (84 Kilojoule) auf 100 Milliliter.

**»kalorienreduziert« (fettreduziert):** Nur Lebensmittel, die mindestens 30 Prozent weniger Energie oder Fett enthalten als ein herkömmliches Produkt, dürfen so bezeichnet werden. Die Hersteller sparen dabei an Zucker und/

oder Fett und ersetzen diese ganz oder teilweise durch Süßstoffe oder Wasser und Zusatz- sowie Füllstoffe. Neben den Vorteilen für das Gewicht verursachen Süßstoffe keine Karies; ein reduzierter Fettgehalt kommt auch dem Cholesterinspiegel sowie Herz und Kreislauf zugute.

**»halbfett«:** siehe dazu Seite 57 f.

**»zuckerfrei«:** Vorsicht bei Bonbons und Ähnlichem mit der Aufschrift »zuckerfrei« oder »ohne Zucker«, denn das besagt nicht mehr, als dass das jeweilige Produkt keinen Haushaltszucker enthält – andere Zuckerarten können aber enthalten sein. Grundsätzlich gibt es drei verschiedene Zuckerarten, die sämtlich sowohl für Karies als auch für Gewichtszunahme mit verantwortlich sein können:

- Einfachzucker, auch Monosaccharide genannt, sind Frucht- und Traubenzucker.
- Zweifachzucker (Disaccharide) heißt der aus Trauben- und Fruchtzucker raffinierte Haushaltszucker.
- Mehrfachzucker (Polysaccharide) ist Stärke, wie sie in Kartoffeln, Teigwaren und Brot vorkommt.

Für alle Untergruppen existieren verschiedene Bezeichnungen, die es schwer machen zu erkennen, ob wir ein zuckerhaltiges Produkt in der Hand halten oder nicht.

- Glukose und Dextrose: zwei verschiedene Namen für Traubenzucker
- Fruktose: Fruchtzucker
- Saccharose: Haushaltszucker; nicht mit dem synthetischen Süßstoff Saccharin zu verwechseln
- Kristallzucker: Haushaltszucker
- Maltose: Malzzucker
- Maltodextrin: ein mit dem Traubenzucker verwandter (Diabetiker-) Diätzucker, der häufig als Füllmittel für Streusüße verwendet wird

## Zuckeraustauschstoffe als Alternative

Zuckeraustauschstoffe stellt man aus Einfachzuckern her und verwendet sie als Ersatz für Zucker. Da sie im menschlichen Körper verwertet werden, ohne den Blutzuckerspiegel zu belasten, finden sie hauptsächlich in Diät- und Diabetikernahrungsmitteln Verwendung. Zum Abnehmen sind sie eher ungeeignet, denn ihr Kaloriengehalt liegt je nach Stoff bei 40 bis 80 Prozent, verglichen mit herkömmlichem Zucker. Um die Zähne zu schonen, sind sie jedoch eine gute Alternative, denn die Bakterien im Mundraum können diese Stoffe nicht verwerten, so dass keine Karies droht.

Einziger Nachteil der Zuckeraustauschstoffe ist, dass der Dünndarm sie nicht vollständig aufnehmen kann. Daher gelangen sie teilweise unverändert in den Dickdarm, binden dort Wasser und können in größeren Mengen Blähungen und Durchfall verursachen – daher muss auf Lebensmitteln mit mehr als zehn Prozent Zuckeraustauschstoffen der Hinweis »kann bei übermäßigem Verzehr abführend wirken« vermerkt sein.

## Brauchen Diabetiker Zuckeraustauschstoffe?

Zuckeraustauschstoffe werden oft mit Süßstoffen verwechselt, dabei liefern sie im Gegensatz zu den Süßstoffen fast ebenso viele Kalorien wie Zucker. Weil die Austauschstoffe aber weitgehend ohne das Hormon Insulin abgebaut werden, an dem es Diabetikern mangelt, wurden Betroffene bislang ermahnt, sich damit zu begnügen. Die »Europäische Studiengruppe für Diabetes und Ernährung« ist jedoch der Ansicht, dass Zuckeraustauschstoffe keinen gesundheitlichen Vorteil gegenüber Zucker bieten. Wissenschaftler nahmen bisher an, dass Zucker grundsätzlich den Blutzuckerspiegel in die Höhe schnellen lässt. Heute weiß man, dass dieser krank machende Effekt ausbleibt, wenn man Zucker nicht solo, sondern mit anderen Lebensmitteln wie Müsli oder Vollkornbrot isst. Lediglich zum Süßen von Getränken sind nach neuen Erkenntnissen Süß- und Zuckeraustauschstoffe bei Diabetikern notwendig. Weil Zuckeraustauschstoffe nicht kalorienfrei sind, müssen Diabetiker sie wie Zucker bei der Brennwertberechnung und der Insulindosierung mit einbeziehen.

## Zuckeraustauschstoffe und ihre Eigenschaften

| E-Nummer | Name | Herstellung |
|---|---|---|
| 420 | Sorbit (auch Sorbitol oder Glucitol) | kommt in Früchten vor und wird mithilfe von Enzymen aus Glukose (Traubenzucker) hergestellt |
| 421 | Mannit | natürliches Vorkommen in vielen Pflanzen wie z.B. Algen und Pilzen; synthetische Herstellung aus Fruktose (Fruchtzucker) |
| 953 | Isomalt | synthetisch-enzymatisch aus der Saccharose des Rübenzuckers hergestellt |
| 965 | Maltit (auch Malbit oder Lycasin) | mit Isomalt eng verwandt; wird durch die chemische Verzuckerung von Kartoffel- oder Maisstärke gewonnen |
| 967 | Xylit | natürlich in zahlreichen Pflanzen enthalten; künstlich aus Holzzucker (Xylose) hergestellt |

Die Süßkraft ist bei Isomalt und Maltit deutlich geringer, bei Sorbit halb so groß und bei Xylit etwas höher als bei Zucker. Sorbit und Xylit sind hitzebeständig und können daher auch gut als Alternative zu Zucker beim Backen verwendet werden.

### Süßstoffe: Nutzen und Risiken

Immer wieder gab es heiße Diskussionen um Süßstoffe. Manche standen sogar im Verdacht, Krebs auszulösen. Zugrunde liegen die Ergebnisse von Tierversuchen – Tatsache ist, dass letzten Endes bisher keine nachteiligen Folgen

| Verwendung vor allem in ... | Bemerkungen |
| --- | --- |
| Diät-Lebensmitteln für Diabetiker; als Feuchthaltemittel auch in Senf, Mayonnaise, Toast, Biskuit | gilt als unbedenklich; kann abführend wirken; Menschen mit Fruktoseintoleranz dürfen Sorbit nicht verwenden, da es im Körper wie Fruktose abgebaut wird |
| Vitamin- und Brausetabletten, Kaugummi, Eiscreme, Süßwaren | gilt als unbedenklich; manche Menschen reagieren darauf mit Übelkeit, Blähungen und Durchfall; in größeren Mengen abführend |
| kalorienreduzierten Lebensmitteln, Desserts, Speiseeis, Marmeladen, Brotaufstrichen, Obstzubereitungen, Kaugummi, Süßigkeiten, Saucen, Senf | gilt als unbedenklich und besonders gut verträglich; kann abführend wirken |
| kalorienreduzierten Lebensmitteln, Desserts, Speiseeis, Marmeladen, Brotaufstrichen, Obstzubereitungen, Kaugummi, Süßigkeiten, Gebäck, Saucen, Senf | gilt als unbedenklich; verursacht bei mehr als 30 bis 50 g (Erwachsene) oder 20 g (Kinder) möglicherweise Durchfälle oder Blähungen |
| vor allem in Kaugummis, da es einen Kühleffekt auf der Zunge und Geschmacksrichtungen wie Pfefferminz verstärkt | gilt als unbedenklich; kann abführend wirken und Blähungen und Durchfälle verursachen |

für die menschliche Gesundheit nachgewiesen werden konnten. Um gesundheitliche Unbedenklichkeit zu gewährleisten, hat aber die Weltgesundheitsorganisation (WHO) dennoch bestimmte Tageshöchstmengen festgelegt, die als unschädlich gelten: Der so genannte ADI-

Wert (Acceptable Daily Intake) bezeichnet die maximale Menge eines Stoffes, der nach heutigem Wissensstand täglich während des gesamten Lebens ohne gesundheitliche Bedenken aufgenommen werden kann.

Süßstoffe sind künstlich hergestellte Süßungsmittel und gehören – wie die Zuckeraustauschstoffe – zu den Süßungsmitteln. Ihre Süßkraft ist deutlich höher als die von normalem Rüben- oder Rohrzucker: Sie können 30- bis 3000fach süßer schmecken als Haushaltszucker. Miteinander kombiniert, haben die künstlichen Süßmacher einen noch intensiveren Süßgeschmack als jeder für sich allein. Experten sprechen hier von einem synergistischen (zusammenwirkenden) Effekt. Auch dem Geschmack tut eine Mischung aus mehreren Süßstoffen gut, weshalb in den meisten Lebensmitteln mehrere verschiedene enthalten sind.

Dass Süßstoffe keine oder fast keine Kalorien liefern, macht sie so attraktiv für die Hersteller von kalorienarmen oder kalorienreduzierten Lebensmitteln und Getränken. Die Verwendung von Süßstoffen ist durch einen zusätzlichen Hinweis (zum Beispiel auf der Verpackung »mit Süßstoffen«) kenntlich zu machen. Außerdem müssen Süßstoffe wie andere Zusatzstoffe im Zutatenverzeichnis mit Name oder E-Nummer gekennzeichnet sein. Ihre Einsatzgebiete und Höchstmengen sind in der Süßungsmittelrichtlinie gesetzlich geregelt.

## Kleine Warenkunde der zugelassenen Süßstoffe

Acht Süßmacher aus der Retorte sind in der EU derzeit zugelassen, davon vier »alte Bekannte« und vier »Newcomer«. Zwei Süßstoffe dürfen in Deutschland erst seit 2004 verwendet werden.

### Acesulfam K (E 950)

Acesulfam wurde in Deutschland vor rund 35 Jahren entdeckt. Die Süßkraft liegt etwa 200-mal höher als beim Haushaltszucker; der Geschmack ist etwas aufdringlich, was aber meist durch eine Kombination mit anderen Süßstoffen ausgeglichen wird. Der Süßstoff wandert unverändert durch den Körper und gilt daher als völlig unbedenklich. Die zulässige Tageshöchstdosis liegt bei 9 Milligramm pro Kilogramm Körpergewicht.

Acesulfam findet sich zum Beispiel in kalorienreduzierten oder ohne Zuckerzusatz hergestellten aromatischen Getränken auf Milch- oder Wasserbasis, in Speiseeis, Obstkonserven, Konfitüren, Gelees und Marmeladen, Süßigkeiten ohne Zuckerzusatz, Feinkostsalaten sowie alkoholfreiem Bier.

## Süßstoff für Kinder und Säuglinge?

Kinder erreichen aufgrund ihres geringen Körpergewichts sehr viel schneller die für Erwachsene berechneten ADI-Werte bei Süßstoff, zudem haben sie eine höhere Stoffwechselaktivität: Ihre Organe arbeiten schneller und setzen mehr Energie und Nährstoffe um. Bei einem Kind übersteigen schon 700 bis 1000 Milliliter eines cyclamathaltigen Getränks die empfohlenen Höchstmengen. Das Forschungsinstitut für Kinderernährung in Dortmund rät darum generell davon ab, Kindern und Säuglingen Süßstoffe zu geben. Industriell hergestellte Säuglings- und Kleinkindnahrungen dürfen ohnehin grundsätzlich keine Süßstoffe enthalten, weil bislang nicht erforscht ist, wie sie sich auf den kindlichen Organismus auswirken.

**Aspartam (E 951)**

Aspartam ist vielen besser bekannt als »Nutra Sweet« und nicht ganz unumstritten. Manche Menschen meinen, Kopfschmerzen und Sehstörungen gingen auf das Konto dieses Süßstoffs. Auch multiple Sklerose und sogar Krebserkrankungen soll der Süßstoff mit verursachen können. Die europäische Überwachungsbehörde für Lebensmittel überprüfte erst kürzlich die Daten einer Studie des Krebsforschungszentrums Bologna. Dort wurde festgestellt, dass im Tierversuch bei weiblichen Ratten das Risiko von

Lymphdrüsen- und Hirntumoren sowie Leukämie schon bei kleinen Mengen Aspartam anstieg. Mehrere Zulassungsbehörden und verschiedene wissenschaftliche Expertenausschüsse – darunter beispielsweise Health Canada, der wissenschaftliche Lebensmittelausschuss der Europäischen Union (SCF), die britische Nahrungsmittelbehörde (FSA) und das französische Amt für Lebensmittelsicherheit (AFSSA) – ließen daraufhin die Risiken erneut überprüfen. Wie der Internationale Süßstoff Verband ISA im Februar 2006 in Brüssel mitteilte, ergaben sämtliche Studien, dass Aspartam in den üblichen Mengen (empfohlen von der WHO: maximal 40 Milligramm pro Tag) unbedenklich sei.

Entdeckt wurde Aspartam eher zufällig, als Wissenschaftler 1965 nach einem Mittel gegen Magengeschwüre suchten. Hergestellt wird es aus den Aminosäuren Asparagin und Phenylalanin sowie dem Alkohol Methanol. Unser Darm zerlegt den Stoff wieder in seine Bestandteile, aber die dabei frei werdenden Alkoholmengen gelten als harmlos.

Bei Herstellern und Verbrauchern ist Aspartam besonders beliebt, weil es selbst in größeren Mengen einen angenehmen Geschmack besitzt. Um ein optimales Ergebnis zu erzielen, kombinieren es viele Hersteller auch mit Cyclamat, beispielsweise bei kalorienreduzierten Erfrischungsgetränken, Desserts, Milchzubereitungen, Speiseeis, Brotaufstrichen, Senf, Saucen, Obstkonserven und Spirituosen. Bei Temperaturen über 200 °C zerfällt der Süßstoff, weshalb er sich zum Kochen und Backen nicht eignet.

**Cyclamat (E 952)**

Auch dieser Süßstoff ist eine Art Zufallstreffer aus der Arzneimittelforschung: Forscher entdeckten die Substanz, deren Süßkraft etwa 30 bis 35fach über der des Haushaltszuckers liegt, bei der Suche nach einem fiebersenkenden Mittel.

Um die Süßkraft noch zu steigern, mischen viele Hersteller Cyclamat mit anderen Süßstoffen, meist mit Saccharin. Basis für die Herstellung sind Cyclohexansulfamidsäure und deren Natrium- und Kaliumsalze. Da Cyclamat auch bei hohen Temperaturen stabil bleibt, kann man es gut zum Kochen und Backen verwenden.

In großen Mengen soll der Süßstoff den Blutdruck erhöhen. In den USA ist Cyclamat seit 1969 verboten, da es nach Tierversuchen im Verdacht stand, Blasenkrebs auszulösen. Da es aber beim Menschen trotz intensiver Forschung zu keinerlei Bestätigung für ein solches Risiko kam, hat die EU grünes Licht für den Süßstoff gegeben. Als Tageshöchstmenge empfohlen sind maximal 7 Milligramm Cyclamat pro Kilogramm Körpergewicht.

**Saccharin (E 954)**

Hierbei handelt es sich sozusagen um den Urahn aller inzwischen bekannten Süßstoffe – er wurde um 1879 entdeckt und schon vor dem Ersten Weltkrieg in Deutschland als Zuckerersatz genutzt.

Saccharin wird heute synthetisch aus Toluol, einem Lösungsmittel, hergestellt. Die Süßkraft übersteigt die von Haushaltszucker um das 550fache, was den Süßstoff besonders auch in Notzeiten zu einem hoch willkommenen Zuckerersatz gemacht hat. Vom menschlichen Körper werden Saccharine unverändert mit dem Harn ausgeschieden.

Ausschließlich mit Saccharin gesüßte Desserts oder Getränke sind an ihrem bitter-metallischen Beigeschmack leicht erkennbar. Lebensmittelhersteller kombinieren den Süßstoff daher meist mit Cyclamat, Thaumatin und Zuckeraustauschstoffen, um diesen eher unangenehmen Effekt zu vermeiden. Wegen seiner Robustheit auch bei hohen Temperaturen eignet sich Saccharin zum Kochen und Backen. Der ADI-Wert, also die empfohlene Tageshöchstmenge, liegt bei 5 Milligramm pro Kilogramm Körpergewicht.

**Thaumatin (E 957)**

Dieser Newcomer ist auch als »Talin« auf dem Markt – dennoch ist er der älteste bekannte Süßstoff: Schon 1855 entdeckte der Westafrikareisende Danielli die Frucht des Katemfe-Strauches. Bereits damals nutzten die Westafrikaner den süßen Stoff für Tee, Brot und Palmwein. Der heutige Süßstoff, ein Gemisch aus drei Eiweißketten aus dem Samenmantel der Katemfe-Frucht, erhielt bei uns erst 1998 die Zulassung. Gesundheitlich gilt er als völlig unbedenklich, empfohlene Höchstmengen gibt es nicht.

Thaumatin süßt 3000-mal stärker als Haushaltszucker und wirkt gleichzeitig geschmacksverstärkend. Lebensmittelhersteller verwenden Thaumatin zum Süßen von Getränken, Kaugummis, Light-Produkten sowie Schokoriegeln. Nicht jedermanns Sache ist der an Lakritze erinnernde Beigeschmack, der auch den Einsatzbereich von Thaumatin einschränkt. Zum Kochen und Backen eignet sich der Natursüßstoff nicht, weil er bei hohen Temperaturen zerfällt und dann nicht mehr süßt.

**Neohesperidin DC (E 959)**

Die Vorstufe dieses Süßstoffs kommt in Zitrusfrüchten, Weintrauben und Tee vor. Seine Süßkraft ist etwa 500fach höher als die von Zucker. Neohesperidin gilt als gesundheitlich unbedenklich, dennoch empfiehlt die WHO eine maximale Tagesmenge von 5 Milligramm pro Kilogramm Körpergewicht. Da die Süßkraft so groß ist und Neohespiridin wegen seines lakritz- bis mentholartigen Beigeschmacks meist in Kombination mit anderen Süßstoffen für Knabbersnacks, Erfrischungsgetränke, Speiseeis, Süßwaren und Kaugummi verwendet wird, erreicht praktisch niemand diese Höchstmenge.

**Sucralose (E 955)**

Sucralose wurde 1976 entdeckt und schon 1998 in den USA sowie in 39 anderen Ländern zugelassen. Der kalorienfreie, aus Zucker hergestellte Süßstoff schmeckt wie sein Urprodukt, verursacht aber weder Karies noch Gewichtszunahme. Dafür bietet Sucralose (»Splenda«) 600-mal so viel Süßkraft wie Zucker. Der Stoff darf seit 2004 auch in Deutschland angewandt werden. Interessant für Hersteller wie Verbraucher: Der Süßstoff ist besonders hitzestabil und sehr gut löslich, kann also wie Zucker verwendet werden. Die empfohlene Tageshöchstmenge liegt bei 5 Milligramm pro Kilogramm Körpergewicht.

**Aspartam-Acesulfam-Salz (E 962)**

Dieser Süßstoff wird aus Aspartam und Acesulfam K gewonnen. Entdeckt haben Forscher das Salz erst vor rund elf Jahren, die EU hat es bereits 2004 zusammen mit Sucralose zugelassen. Die Süßkraft liegt etwa 350-mal höher als die von Zucker. Einen ADI gibt es für den auch »Twinsweet« genannten Süßstoff jedoch noch nicht. Die WHO rechnet aber mit einem voraussichtlichen Wert zwischen 15 und 40 Milligramm pro Kilogramm Körpergewicht und Tag.

## Viel versprechend: süße Peptide

Nicht zuletzt wegen der zahlreichen Negativschlagzeilen und des Misstrauens vieler Verbraucher forschen Wissenschaftler weltweit ständig weiter nach natürlichen Süßstoffen. Eine Entdeckung ist zum Beispiel das Monellin, einem aus Pflanzen isolierten Peptid (Aminosäureverbindung). Nach dem gleichen Muster »gestrickt« sind auch Brazzein, Curculin, Pentadin und Mabinlin. Bei Monellin handelt es sich – wie auch bei Thaumatin – um einen Süßstoff, der von Natur aus in einer westafrikanischen Frucht vorkommt: Mit Serendipity, einer Beerenart, versüßen sich die Westafrikaner seit Generationen das Leben.

Die Gewinnung der süßen Peptide ist allerdings aufwändig und nicht ganz billig. Forscher arbeiten daher daran, sie gentechnisch nachzubauen. Bislang ist aber noch keiner dieser völlig neuartigen Süßstoffe zugelassen.

## In der EU zugelassene Süßstoffe

| E-Nummer | Name | Herstellung |
|---|---|---|
| 950 | Acesulfam-K | synthetisch hergestellt (Kaliumsalz des 6-Methyl-1,2,3-oxathiazin- 4(3H)-on-2,2dioxids) |
| 951 | Aspartam (Nutra Sweet) | synthetisch hergestellt (a-L-Aspartyl-L-phenylalanin- methylester) |
| 952 | Cyclamat | synthetisch hergestellt (Cyclohexylsulfaminsäure und ihre Natrium- und Calciumsalze) |
| 959 | Neo-hesperidin DC | synthetisch hergestellt |
| 954 | Saccharin | synthetisch hergestellt (Benzoesäuresulfimid und seine Natrium-, Kalium- und Calciumsalze) |
| 955 | Sucralose oder Splenda | synthetisch aus Zucker gewonnen |
| 957 | Thaumatin | Protein einer westafrikanischen Pflanze (Extrakt aus Thaumatococcus daniellii Benth.) |
| 962 | Aspartam-Acesulfam-Salz (Twinsweet) | synthetische Herstellung aus 64 % Aspartam und 35 % Acesulfam |

| ADI | Verwendung vor allem in ... | Bemerkungen |
|---|---|---|
| 9 mg | Getränken | gilt als unbedenklich |
| 40 mg | Getränken, Süßspeisen | gilt bei Einhaltung der Höchstdosis (ADI) als unbedenklich; Menschen mit der Stoffwechselerkrankung Phenylketonurie müssen Aspartam meiden |
| 7 mg | diätetischen Lebensmitteln | in den USA im Verdacht, die Krebs auslösende Wirkung anderer Substanzen zu verstärken und daher dort nicht zugelassen |
| 5 mg | Kaugummi, Margarine | gilt bei Einhaltung der Höchstdosis (ADI) als unbedenklich |
| 5 mg | Getränken, Süßwaren, diätetischen Lebensmitteln | gilt bei Einhaltung der Höchstdosis (ADI) als unbedenklich |
| 5 mg | nichtalkoholischen Getränken, Desserts, Süßwaren | gilt bei Einhaltung der Höchstdosis (ADI) als unbedenklich |
| keine Beschränkung | Kakaoprodukten, Süßwaren, Vitaminprodukten | gilt als unbedenklich |
| noch nicht festgelegt | nichtalkoholischen Getränken, Desserts, Süßwaren | gilt als unbedenklich |

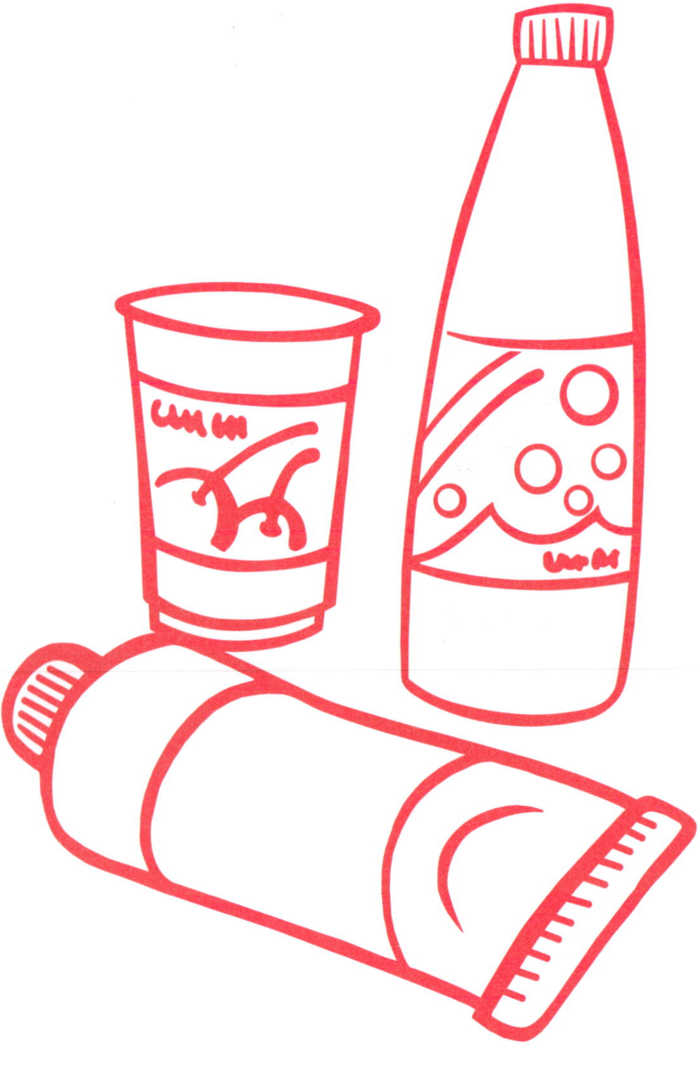

# Inhalt und Qualität: Was uns das Etikett verrät

Was draufsteht, muss auch drin sein – und umgekehrt. Bei Lebensmitteln kaufen wir keineswegs die Katze im Sack: Hersteller haben gesetzliche Richtlinien, nach denen sie uns über Zutaten, mögliche Risiken und Qualität informieren müssen. Alles Wichtige dazu lesen Sie in diesem Kapitel.

# KENNZEICHNUNG VON LEBENSMITTELN

Vertrauen ist gut, Kontrolle ist besser: Ein abgepacktes Lebensmittel darf nur dann in den Handel, wenn sein Etikett uns genau Auskunft über seine Inhalts- und Nährstoffe, seine Herkunft, Haltbarkeit und einiges anderes gibt.

## Was drin ist, muss draufstehen

Was uns diese »Visitenkarte« eines Produktes verrät, bleibt natürlich nicht dem Ermessen des jeweiligen Herstellers überlassen, sondern ist europaweit gesetzlich geregelt – Grundlage ist die Lebensmittelkennzeichnungsverordnung (LMKV).

### Was wir kaufen: Verkehrsbezeichnung

Die Verkehrsbezeichnung ist der Name des Lebensmittels und beschreibt seine genaue Art. Für viele Lebensmittel ist in Rechtsvorschriften die exakte Bezeichnung festgelegt, zum Beispiel »Markenbutter« oder »Schmelzkäse«. Gibt es keine vorgeschriebene oder verkehrsübliche Bezeichnung, muss der Hersteller eine wählen, die das Lebensmittel näher beschreibt. Hersteller-, Handelsmarken und Fantasienamen sind zwar erlaubt, sie genügen aber nicht.

### Von wem wir kaufen: Herstellerdaten

Hersteller, Verpacker oder Verkäufer müssen ihren Namen und ihre Anschrift auf dem Etikett angeben. Über die Herkunft eines Produktes gibt zwar auch die Europäische Artikel-Nummerierung, also der EAN- oder Strichcode Auskunft, doch dieser hat hauptsächlich den Sinn, Warenbestellung und Lagerhaltung im Handel zu vereinfachen und das Kassieren zu beschleunigen. Der Strichcode gehört also nicht zur vorgeschriebenen Lebensmittelkennzeichnung. Dennoch ist für uns als Verbraucher durchaus interessant, dass diese meist 13-stellige, von Scanner-Kassen lesbare Zahl sich aus zwei Kennziffern für das Herkunftsland und je fünf Kennziffern für die Betriebsnummer des Herstellers sowie dessen Artikelnummer zusammensetzt. Nicht immer ist der Verkäufer auch der Hersteller – wo das Lebensmittel tatsächlich hergestellt wurde, können Sie dem Code entnehmen:

- 40 oder 400 – 440: Deutschland
- 30 – 37: Frankreich
- 50: Großbritannien
- 87: Holland
- 80 – 83: Italien
- 90 – 91: Österreich
- 84: Spanien

## Was drin steckt: Zutatenverzeichnis

Eine Liste soll uns über alle in einem Lebensmittel enthaltenen Zutaten aufklären. Jeder Hersteller muss darum im Zutatenverzeichnis alle Zutaten einschließlich der Zusatzstoffe angeben. Die Zusatzstoffe (siehe dazu Kapitel »Lebensmittelzusatzstoffe: Fluch oder Segen?«, ab Seite 9) muss der Hersteller mit Namen und/oder E-Nummer auflisten. Die Auflistung der einzelnen Zutaten erfolgt in absteigender Reihenfolge, die Zutat mit dem größten mengenmäßigen Anteil steht also am Anfang der Liste, die mit dem geringsten am Ende. Bei Zutaten, die für die Beschaffenheit eines Lebensmittels und wegen möglicher Unterscheidungsmerkmale für eine Kaufentscheidung wichtig sind, müssen besonders exakte Mengen angegeben sein. Das gilt zum Beispiel bei Mayonnaise oder Käse, wo der Fettgehalt eine entscheidende Rolle spielt und daher genau vermerkt sein muss. Bei Zutaten, die selbst aus mehreren Zutaten bestehen (wie Nudeln, Fleischklößchen, Eierstich), müssen die Einzelbestandteile noch einmal aufgeführt werden. Beispiel: »Hühnersuppe mit Nudeln (100 % Hartweizengrieß)«.

### QUID – die neue Transparenz

Vor kurzem wurde die Lebensmittelkennzeichnungsverordnung dem europäischen Recht angepasst. Seitdem gilt die QUID (Quantitative Inhalts-Deklaration): Wird eine

Zutat auf der Verpackung besonders betont, muss nicht nur sie selbst, sondern auch ihr Gewichtsanteil in der Zutatenliste zusätzlich in Prozenten angegeben werden.

Beispiel: Bei Schokoladenkuchen muss in der Zutatenliste »40 % Schokolade« stehen. Auch wenn die Produktbezeichnung auf eine bestimmte Zutat hindeutet (zum Beispiel bei »Spinatpizza«, »Tomatenketchup« oder »Spargelsuppe«), muss der Hersteller angeben, wie viel von dieser Zutat das Lebensmittel enthält (in diesem Fall: »20 % Spinat«, »25 % Tomatenmark« oder »10 % Spargel«). Die Betonung einer Zutat auf der Packung durch Worte, Bilder oder eine grafische Darstellung verpflichtet den Hersteller ebenfalls, diese genau zu deklarieren.

### Was uns die QUID bringt

Die neue Regelung QUID hat vor allem den Sinn, Verbraucher vor Irrtümern und Enttäuschungen zu bewahren. Denn oft liegt der tatsächliche Anteil bestimmter Zutaten weit unter unseren Vorstellungen oder aber die vermeintliche Hauptzutat ist im eigentlichen Wortsinn gar nicht enthalten: »Sahnepudding« kann zum Beispiel aus Sahnepulver statt mit frischer Sahne hergestellt sein, »Tomatensuppe« kann aus Tomatenmark statt aus frischen Tomaten bestehen. Die neue Regelung stellt sicher, dass uns das jeweilige Etikett über solche möglichen Irrtümer genau aufklärt. Zudem macht die Mengenkennzeichnung Produktvergleiche mehrerer Hersteller möglich. Eine Ausnahme von dieser strengen Regel sind Kleinpackungen und Getränke mit mehr als 1,2 Volumenprozent Alkohol (außer Bier).

## Wie lange das Produkt haltbar ist: Haltbarkeits- und Verbrauchsdatum

Jeder Hersteller muss gut sichtbar auf der Verpackung angeben, bis zu welchem Datum (Mindesthaltbarkeitsdatum) das Lebensmittel ungeöffnet und bei korrekter Lagerung seine besonderen Eigenschaften wie Geschmack,

Geruch, Farbe und Nährstoffe mindestens behält. Danach ist das Produkt jedoch nicht automatisch verdorben, Milchprodukte wie Joghurt können beispielsweise noch bis zu drei Tage – bei ausreichender Kühlung – verzehrt werden. Bei leicht verderblichen Lebensmitteln wie Hackfleisch, frischem Geflügelfleisch oder Rohmilch muss der Hersteller oder Verkäufer statt des Mindesthaltbarkeitsdatums das Verbrauchsdatum angeben, nach dem das Produkt nicht mehr verkauft werden darf.

## Wie viel wir bekommen: Mengenangabe

Je nach Produkt, Volumen, Stückzahl oder Gewicht muss der Hersteller, Verpacker oder Verkäufer die genaue Menge angeben. Nur bei Produkten mit sehr geringem Gewicht wie zum Beispiel Knabbergebäck unter 50 Gramm pro Packung kann diese Angabe entfallen. Zutaten, die in kleinen Mengen zur Geschmacksverbesserung zugesetzt werden, müssen nicht mengenmäßig gekennzeichnet werden (wie Kräuter und Gewürze; Kakaopulver auf Desserts oder Puderzucker auf Kuchen). Bei Trockenprodukten muss ausdrücklich vermerkt sein, welche Menge sich ergibt, wenn man sie mit Wasser zubereitet. Bei Konserven und Lebensmitteln in Flüssigkeit muss der Hersteller das Abtropfgewicht angeben – eine zusätzliche Mengenkennzeichnung (zum Beispiel bei Thunfisch im eigenen Saft, Ananas in Sirup) erübrigt sich dann. Auch bei Konfitüren, Gelees oder Marmeladen genügt die vorgeschriebene Angabe über den Fruchtgehalt.

## Was wir bezahlen müssen: Grund- und Endpreis

Damit wir es leichter haben, Preise zu vergleichen und bewusst einkaufen zu können, müssen Hersteller auf der Verpackung nicht nur den Endpreis angeben. Zusätzlich ist die Angabe des Grundpreises vorgeschrieben, also beispielsweise »1 Kilogramm = 1,99 Euro«.

Die Verpflichtung zur Grundpreisauszeichnung gilt für alle fertig verpackten Waren (Lebensmittel und andere

Produkte), die nach Gewicht (Gramm oder Kilogramm) oder Volumen (Milliliter oder Liter) angeboten werden.

Bei Waren, deren Gewicht oder Volumen üblicherweise 250 Gramm oder 250 Milliliter nicht übersteigt, darf der Hersteller als Mengeneinheit für den Grundpreis auch alternativ 100 Gramm oder 100 Milliliter angeben. Die Grundpreisangabe muss immer in unmittelbarer Nähe des Endpreises stehen, zudem leicht erkennbar und gut lesbar sein.

**Keine Grundpreisangabe ist in folgenden Fällen vorgeschrieben**

- Verkaufspreis und Grundpreis sind identisch, wie zum Beispiel bei Milch oder Zucker;
- Ein Lebensmittel wird in anderen Einheiten als Gewicht verkauft, also in Stück (Kuchen, Brötchen), Bund (Möhren, Kräuter) oder Paar (Würstchen);
- Verkauf ohne Mengenangabe, zum Beispiel bei Speiseeis mit einer Füllmenge unter 200 Milliliter, feinen Backwaren mit einer Füllmenge unter 100 Gramm;
- Verkauf von Waren, die verschiedenartige Erzeugnisse enthalten, die nicht miteinander vermischt oder vermengt sind. Damit sind gemeint: Kombi- oder Geschenkpackungen wie beispielsweise eine Flasche Essig, die zusammen mit einer Flasche Öl angeboten wird;
- Getränke mit normalerweise fester Abfüllmenge wie Wein oder Schnaps brauchen keinen Grundpreis;
- Sonderangebote fallen ebenfalls aus der Regelung heraus, weil sie entweder aus zeitlichen Gründen (leicht verderbliche Ware) oder wegen des einheitlich herabgesetzten Preises, der bei jedem Produkt zu einem anderen Grundpreis führen würde, nicht mit herkömmlichen Angeboten vergleichbar sind;
- Kioske, Fleischereien, Bäckereien und alle sonstigen kleinen Betriebe, bei denen meist ein Preisvergleich schon wegen der kleinen Auswahl nicht möglich ist, brauchen keinen Grundpreis zu nennen.

## Was Sicherheit gibt: Los- oder Chargennummer

Jedes Lebensmittel gehört zu einer so genannten Warencharge oder einem Los: Alle Lebensmittel, die unter praktisch gleichen Bedingungen erzeugt, hergestellt und verpackt wurden, entsprechen einer Charge. Diese Zuordnung erleichtert Kontrollen und ermöglicht dem Hersteller, eventuell fehlerhafte oder gar gesundheitsschädliche Lebensmittel schnell aus dem Verkehr zu ziehen. Die Los- oder Chargennummer (meist aus Ziffern und Buchstaben bestehend) wird auf die Verpackung – oft neben oder unter dem Haltbarkeitsdatum – aufgedruckt. Für einige wenige Produkte wie zum Beispiel Obst und Gemüse oder Portionspackungen für Kaffeesahne ist die Losnummer nicht vorgeschrieben.

## Was uns schaden kann: Angaben zu Allergenen

Ein neues Gesetz schreibt Herstellern seit Ende 2005 vor, auf den Verpackungen von Lebensmitteln Allergene anzugeben. Das sind Zutaten und Zusatzstoffe, die Allergien und Unverträglichkeiten auslösen können. Folgende Zutaten fallen unter diese Kennzeichnungspflicht:

- Eier
- Erdnüsse und andere Nussarten
- Fisch
- glutenhaltiges Getreide
- Krebstiere
- Milch
- Schwefeldioxid
- Sellerie
- Senf
- Sesamsamen
- Soja

Der bislang übliche Zusatz »Kann ... enthalten« genügt dabei nicht mehr, der Hersteller muss sämtliche Zutaten und Stoffe aus dieser »roten Liste« so exakt wie möglich angeben. Ist der Fall bei Milch- oder Fischprodukten klar, reicht die Produktbezeichnung wie »Vollmilch-Joghurt«

oder »Heringssalat«. Ist aber für Allergiker nicht ohne weiteres erkennbar, was ihnen schaden könnte, sind genaue Aufschlüsselungen Pflicht. Beispiel: Statt »Paniermehl« gehört nun »Weizenpaniermehl« auf das Etikett; statt einfach »pflanzliches Öl« muss auf der Verpackung stehen, woraus es hergestellt ist (zum Beispiel aus Soja, Erdnüssen). Nur Lebensmittel, die vor dem 25. November 2005 hergestellt wurden, dürfen noch die alten, eher schwer durchschaubaren Kennzeichnungen tragen. Lebensmittelallergiker achten daher am besten auf das Herstellungsdatum bei länger haltbaren Produkten.

### Qualitäts-Siegel für Allergiker

Die Europäische Stiftung für Allergieforschung (ECARF) erleichtert Allergikern jetzt mit einem Qualitätssiegel für Nahrungsmittel die Auswahl ihrer Produkte. Das Siegel steht für geprüfte Qualitätssicherung im Bereich der Nahrungsmittelinhaltsstoffe. Die ECARF vergibt das Siegel kostenfrei und auf Antrag. Um es zu bekommen, müssen Lebensmittelhersteller die regelmäßigen Kontrollen durch ein unabhängiges Institut überstehen. Es untersucht Lebensmittel nicht nur auf die Nennung von allergenen Inhaltsstoffen, sondern prüft auch unbeabsichtigte Allergenspuren. Das Siegel erhält nur, wer sämtliche eventuell vorhandenen Allergie auslösenden Stoffe nennt.

## Wie das Produkt hergestellt wurde: Gentechnik

Was die Gentechnik an Nutzen und möglichem Schaden bringt, ist zwar noch längst nicht endgültig erforscht. Bislang gilt daher auf jeden Fall: Gentechnisch veränderte Lebensmittel müssen in der Zutatenliste als »gentechnisch verändert« oder »genetisch verändert« für den Verbraucher deutlich als solche erkennbar sein. Grundsätzlich müssen Hersteller, die einen so genannten GVO (genetisch veränderter Organismus) verwenden, jedes gentechnisch veränderte Lebensmittel vom Bundesamt für Gesundheit (BAG) bewilligen lassen. Dabei gilt: Auch wenn verwendete GVOs im Endprodukt selbst mit modernen, hochempfindlichen Analysemethoden nicht mehr nachweisbar sind, muss der Hersteller auf die Verwendung hinweisen.

Bei offener oder unverpackter Ware muss der Hinweis auf gentechnische Veränderungen ebenfalls in der vorgeschriebenen Form angebracht sein, beispielsweise auf einem gut lesbaren Schild am Behälter oder Verkaufstresen. Die Kennzeichnung von GVOs ist auch in Restaurants oder Kantinen vorgeschrieben.

Um uns die Entscheidung für oder gegen gentechnisch behandelte Produkte leichter zu machen, ist die ausdrückliche Kennzeichnung »ohne Gentechnik hergestellt« nach wie vor erlaubt.

## Kennzeichnung von Produkten aus ökologischem Landbau

Angaben wie »biologisch«, »ökologisch« oder »organisch« dürfen nur dann auf dem Etikett oder der Verpackung stehen, wenn sie den Vorschriften der EG-Verordnung über den ökologischen Landbau entsprechen. Mehr über Öko- und Bio-Lebensmittel lesen Sie ab Seite 123.

## Was sonst noch auf das Etikett gehört

Je nach Produkt müssen die Zutatenlisten noch weitere Angaben enthalten:

- So ist bei natürlichem Mineralwasser die Angabe der Analysenwerte vorgeschrieben, bei Schokolade die Angabe der Menge der Kakaobestandteile und bei Konfitüren der Gesamtzuckergehalt.
- Bei abgepackter Milch und Milcherzeugnissen muss angegeben sein, ob sie beispielsweise wärmebehandelt, ultrahocherhitzt oder sterilisiert wurden.
- Nach der Käseverordnung muss die Fettgehaltsstufe (zum Beispiel Rahmstufe) oder der Fettgehalt in der Trockenmasse (Fett i. Tr.) angegeben sein.

▶ Für diätetische Lebensmittel gelten zusätzliche Kennzeichnungsvorschriften, beispielsweise die Angabe der Broteinheiten.

▶ Wirbt ein Lebensmittelhersteller nicht ausdrücklich mit dem Vitamin- und Mineralstoffgehalt eines Produktes, muss er ihn auch nicht angeben – wenn doch, muss er exakt den prozentualen Anteil an der empfohlenen Tagesdosis des jeweiligen Nährstoffs nennen.

## Mal Kür, mal Pflicht: Nährwertangaben

Kein Gesetz schreibt die Angabe der Nährwerte in einem herkömmlichen Produkt vor. Dennoch geben inzwischen fast alle Hersteller die Nährwerte freiwillig an. Aus gutem Grund: Fast jeder Verbraucher legt nun einmal Wert auf möglichst gesunde Ernährung und greift bevorzugt zu Lebensmitteln, bei denen auf einen Blick zu sehen ist, was enthalten ist.

Bei diätischen und kalorien- oder fettreduzierten Lebensmitteln müssen allerdings die Nährwerte angegeben sein. Ob freiwillig oder vorgeschrieben: Nährwertangaben beziehen sich in aller Regel auf 100 Gramm oder 100 Milliliter eines Produktes. Bei Lebensmitteln, die vom Verbraucher noch zubereitet werden müssen, können die Nährwertangaben auch auf das fertig zubereitete Produkt bezogen werden. In diesem Fall muss der Hersteller genau angeben, wie man es zubereitet. Meistens schlüsseln Hersteller die Nährwerte zusätzlich pro Portion auf, was die Berechnung erleichtert.

### Die Nährwertliste

Je nach Produkt gibt es drei unterschiedliche Varianten für den Umfang und die Aufschlüsselung der Nährwertliste auf Verpackungen:

▶ **Big Four** Bei dieser einfachsten Variante erfährt man die Angaben der vier wichtigsten Nährwerte: Brennwert (Kilokalorien und Kilojoule), Eiweiße, Kohlenhydrate und Fette. Sie genügt grundsätzlich auch bei »kalorienreduzierten«,

»fettarmen«, »eiweißreichen« und ähnlich bezeichneten Produkten.

▶ **Big Six** Eine solche Kennzeichnung müssen Lebensmittel tragen, die als »cholesterinarm« bezeichnet werden. Zusätzlich zu Brennwert, Eiweiß, Kohlenhydraten und Fett muss der Hersteller angeben, wie viel gesättigte Fettsäuren und Cholesterin das Produkt enthält.

▶ **Big Eight** Möchte ein Hersteller eine nährwertbezogene Angabe besonders hervorheben – wie zum Beispiel bei Brot mit dem Hinweis »ballaststoffreich« –, muss er zusätzlich zum Anteil der Ballaststoffe auch Angaben über Brennwert, Eiweiß-, Kohlenhydrat-, Zucker- und Fettgehalt (mit Extraangabe der gesättigten Fettsäuren und des Cholesterins) sowie Natriumanteil machen. Auch eventuell vorhandene mehrwertige Alkohole, Stärke, einfach ungesättigte und mehrfach ungesättigte Fettsäuren müssen angegeben sein.

## Kennzeichnungspflicht bei unverpackten Lebensmitteln

Eine Vielzahl an Lebensmitteln gibt es ausschließlich oder überwiegend unverpackt zu kaufen. Die Kennzeichnungspflicht ist bei dieser so genannten losen Ware lockerer, da man davon ausgeht, dass der Händler beim Verkauf mit dem jeweiligen Produkt auch die nötigen Informationen liefert. Viele Verbraucher und Verbraucherverbände verlangen strengere Kennzeichnungsvorschriften bei offen verkauften Lebensmitteln. Denn im Vergleich zu abgepackten Produkten erfahren wir bei lose verkaufter Ware relativ wenig über die Inhaltsstoffe. Dennoch: Ob Brötchen, Käse, Feinkostsalate, Wurst, Fleisch, Obst oder Gemüse – in jedem Fall muss ein Schild so angebracht sein, dass man ohne Mühe zumindest das Wichtigste erfährt:

▶ Art und Sorte (vor allem bei Obst und Gemüse);

▶ Herkunftsorte oder -land;

▶ EG-Güteklasse (zum Beispiel Klasse Extra, I, II) zum Qualitätsvergleich;

▶ End- und eventuell Grundpreis pro 1,0 Kilogramm, 100 Gramm, 1 Bund oder 1 Stück;
▶ eventuelle Verwendung von Zusatz- und Konservierungs- oder Farbstoffen;
▶ Sind Zitrusfrüchte und anderes Obst mit Wachsen behandelt, muss das ebenfalls auf dem Schild vermerkt sein.

## So erkennen Sie Qualität

Mit Hiobsbotschaften haben wir leben gelernt – mal sind es Salmonellen, mal Rückstände im Olivenöl oder minderwertiges Fleisch, die uns den Appetit verderben. Natürlich können wir uns nicht komplett vor unliebsamen Überraschungen schützen, aber es gibt für sensible Lebensmittel durchaus Qualitätsmerkmale. Wenn wir sie kennen und uns danach richten, können wir halbwegs unbeschwert genießen. Für die Qualität von frischem Fleisch, Geflügel, Obst und Gemüse aus herkömmlicher Landwirtschaft soll das QS-Prüfzeichen bürgen.

### QS – Qualitätsprüfzeichen soll Verbraucher schützen

Das noch relativ neue Prüfsystem soll das durch BSE und andere Skandale erschütterte Verbrauchervertrauen in herkömmliche Lebensmittel wieder herstellen. Die Lebensmittelwirtschaft hat das Prüfzeichen nach Forderungen des Bundesministerium für Verbraucherschutz, Ernährung und Landwirtschaft gemeinsam mit der CMA (Centrale Marketing-Gesellschaft der deutschen Agrarwirtschaft mbH) ins Leben gerufen. Gesellschafter sind neben der CMA der Deutsche Bauernverband für die Landwirtschaft, der Deutsche Raiffeisenverband für die Futtermittelindustrie, der Verband für Fleischwirtschaft für Schlachtung und Zerlegung, der Bundesverband der Deutschen Fleischwarenindustrie für die Fleischverarbeitung und die Handelsvereinigung für Marktwirtschaft für den Einzelhandel. »QS« steht für Qualitätssicherung und soll die

Prozessqualität bei der Erzeugung von Obst, Gemüse, Fleisch (einschließlich Fleischwaren und Geflügel) vom Feld oder Stall bis zur Ladentheke garantieren.

Die Teilnahme am QS-System ist freiwillig und nur unter ganz bestimmten, genau geregelten Voraussetzungen möglich. Die etwa 70 000 Betriebe im In- und Ausland, die sich dem System derzeit angeschlossen haben, unterwerfen sich freiwillig den insgesamt drei Kontrollstufen, die passiert haben muss, wer das blaue QS-Prüfzeichen auf seinen Erzeugnissen anbringen will. Für Importprodukte gelten dieselben Prüf- und Kontrollbestimmungen wie für inländische Produkte.

Tatsächlich bürgt das Siegel, das die CMA vergibt, für das bisher umfassendste Kontroll- und Prüfsystem der herkömmlichen Landwirtschaft:

## Betriebliche Eigenkontrolle

Die Voraussetzung für die Teilnahme am QS-Prüfsystem ist die Einrichtung eines innerbetrieblichen Eigenkontrollsystems:

- Führung eines Bestandsregisters
- Nachweis des betreuenden Tierarztes (Betreuungsvertrag)
- Verzicht auf Antibiotika
- vollständige Dokumentation des Medikamenteneinsatzes im Betrieb (Bestandsbuch)
- dokumentiertes QS-Eigenkontrollsystem mit je nach Tierart unterschiedlichen Schwerpunkten
- Salmonellenmonitoring in Verbindung mit Schlachtbetrieben
- Einhaltung der Düngeverordnung durch Vorlage des Nährstoffvergleichs
- Rückstandsuntersuchungen von Feld- und/oder Ernteproben

Die Einhaltung aller Vorschriften zur Eigenkontrolle wird zusätzlich von neutralen Kontrolleuren regelmäßig überprüft.

### Neutrale Betriebskontrolle und Kontrolle der Kontrolle

In regelmäßigen Abständen wird durch von der »QS Qualität und Sicherheit GmbH« anerkannten Kontrollorganisationen geprüft, ob die Systemteilnehmer sämtliche Vorschriften des QS-Systems einhalten. Bei Abweichungen kann der jeweils betroffene Betrieb innerhalb einer angemessenen Frist Mängel beseitigen, bei schweren Verstößen drohen dem Betreiber Sanktionen oder gar der Ausschluss aus diesem System. Ist ein Mangel nicht ohne weiteres zu beheben oder besteht akute Gefahr, können Betriebe auch gesperrt werden. Zur neutralen Kontrollstufe gehören zudem Laboranalysen, bei denen Lebensmittel systematisch auf Salmonellen oder schädliche Rückstände untersucht werden.

In einem weiteren Schritt überprüfen die »QS Qualität und Sicherheits GmbH« selbst oder auch unabhängige Institutionen das gesamte QS-System und die Arbeit der Prüf- und Zertifizierungsstellen.

## Eier: Keines gleicht dem anderen

Eier waren in den letzten Jahren oft Opfer »übler Nachrede«. Doch man sollte nicht ohne Grund auf diese geradezu vollkommenen Lebensmittel verzichten. Immerhin bieten sie das hochwertigste Protein (Eiweiß) aller Tierprodukte, reichlich wichtige Vitamine (A, D, E und B) sowie viel Kalzium und Eisen. Außerdem steckt im Eigelb das wertvolle Zeaxanthin, ein natürlicher gelber Farbstoff, der für gute Sehkraft bis ins hohe Alter unentbehrlich ist. Es gibt also gute Gründe, Eier auf den Speisezettel zu setzen.

Eier sind aber durchaus ein besonders anfälliges Lebensmittel. Vor allem der Befall durch Salmonellen sorgte immer wieder für Schlagzeilen in den Medien. Ganz generell macht die durchlässige Eierschale, die wie eine Art natürliche Verpackung zugleich das Innere schützt, das Hühnerprodukt sensibel. Daher gelten in der gesamten EU inzwischen ganz bestimmte gesetzliche Vorschriften für die Vermarktung von Eiern. Zusätzlich gibt es bei uns in Deutschland eine nationale Eier- und Eiprodukteverordnung. Darin ist beispielsweise auch die genaue Kennzeichnung geregelt.

## Verpackung und Bezeichnung

Bei verpackter Ware muss auf der Verpackung die Halteform genannt sein (zum Beispiel Eier aus Käfighaltung). Bei lose verkauften Eiern ist die Kennzeichnung auf einem Zettel oder Schild vorgeschrieben. Seit dem 1. Januar 2002 gibt es in der konventionellen Legehennenhaltung nur noch drei Haltungsformen: Eier aus Freilandhaltung, Eier aus Bodenhaltung und Eier aus Käfighaltung.

Außerdem gelten noch einige verbraucherfreundliche Regeln:

### Güteklassen

Auf der Packung muss die Güteklasse vermerkt sein, wobei bei uns grundsätzlich nur Eier der Güteklasse A auf den Markt kommen, allerdings unterteilt in:

▶ **Güteklasse A (oft auch »frisch«)** Die Schale muss sauber und unverletzt, die Luftkammer höchstens 6 Millimeter hoch und unbeweglich sein. Außerdem muss ein solches Ei folgende Voraussetzungen erfüllen: klares, durchsichtiges Eiweiß, gallertartig und frei von fremden Einlagerungen. Der Dotter darf beim Durchleuchten nur schattenhaft sichtbar sein und sich beim Drehen des Eies nicht wesentlich bewegen. Fremde Ein- oder Auflagerungen oder ein Keim dürfen nicht sichtbar sein. Das Ei muss typisch und frisch riechen und frei von Fremdgerüchen sein.

▶ **Güteklasse A mit Zusatzbezeichnung »extra« (oft auch »frisch«)** Solche Eier müssen dieselben Voraussetzungen wie die der Güteklasse A erfüllen, zusätzlich aber noch eine maximal 4 Millimeter hohe Luftkammer besitzen. Die Bezeichnung »extra« ist höchstens bis zum neunten Tag nach dem Legen oder höchstens bis zum siebten Tag nach der Verpackung zulässig.

**Mindesthaltbarkeitsdatum und Verbraucherhinweis**

Auf der Packung muss »Mindestens haltbar bis« stehen, gefolgt von Tag und Monat. Das Mindesthaltbarkeitsdatum darf die Frist von 28 Tagen nach dem Legen nicht überschreiten. Außerdem muss die Verpackung einen Verbraucherhinweis tragen: »Bei Kühlschranktemperatur aufbewahren. Nach Ablauf des Mindesthaltbarkeitsdatums durcherhitzen«.

Auch über die Gewichtsklasse muss die Verpackung informieren: XL (sehr groß, 73 Gramm und mehr), L (groß, 63 bis 72,5 Gramm), M (mittelgroß, 53 bis 62,5 Gramm) oder S (klein, unter 53 Gramm). Die Gewichtsklasse spielt vor allem beim Backen eine Rolle, damit Rezepte gelingen. Ansonsten machen Größe und Gewicht in Geschmack und Qualität keinen Unterschied.

**Der Stempelcode und seine Bedeutung**

Seit Januar 2004 ist eine neue EU-Verordnung zur Kennzeichnung von verpackten und lose verkauften Eiern in Kraft. Seitdem muss jedes Ei der Güteklasse A – also die im Handel üblichen frischen Eier – einen Stempel mit dem so genannten Erzeugercode tragen. Er verrät uns alles über Haltungsform, Herkunftsland und -region und sogar den Stall, in dem das eierlegende Huhn »wohnt«.

## Haltungsformen für Hühner & Qualität

**Käfighaltung: praktisch, aber nicht artgerecht**

Die Hennen leben in Käfigen auf mehreren Etagen und auf engstem Raum. Sie haben weder Sitzstangen noch Nester und stehen eingepfercht dicht an dicht auf Drahtgeflechten. Die Eier müssen nicht gesammelt werden, sondern rollen direkt nach dem Legen zur Packstelle. Die Vorteile für den Erzeuger liegen auf der Hand: wenig Aufwand, hohe Effizienz. Solche Eier können daher auch besonders billig verkauft werden. Auch die Qualität stimmt, denn die Käfighaltung ist zwar für das Tier unangenehm,

## Erzeugercode auf Eiern

| Art der Haltung | Herkunftsland | Herkunftsregion (Bundesland) |
|---|---|---|
| 0 = ökologische Haltung | AF = Österreich | 01 = Schleswig-Holstein |
| 1 = Freilandhaltung | BE = Belgien | 02 = Hamburg |
| 2 = Bodenhaltung | DE = Deutschland | 03 = Niedersachsen |
| 3 = Käfighaltung | NL = Niederlande | 04 = Bremen |
| | DK = Dänemark | 05 = Nordrhein-Westfalen |
| | ES = Spanien | 06 = Hessen |
| | FI = Finnland | 07 = Rheinland-Pfalz |
| | FR = Frankreich | 08 = Baden-Württemberg |
| | GR = Griechenland | 09 = Bayern |
| | IR = Irland | 10 = Saarland |
| | IE = Italien | 11 = Berlin |
| | LU = Luxemburg | 12 = Brandenburg |
| | SE = Schweden | 13 = Mecklenburg-Vorpommern |
| | PT = Portugal | 14 = Sachsen |
| | UK = Großbritannien | 15 = Sachsen-Anhalt |
| | | 16 = Thüringen |

Trägt ein Ei beispielsweise den Code »1-DE-0212341«, so steht die »1« für Freilandhaltung, das »DE« für das Herkunftsland (Deutschland). »0212341« ist die Betriebsnummer: Die ersten beiden Ziffern »02« stehen für das Bundesland (Hamburg), die dritte bis sechste Stelle für den Betrieb (im Beispiel »1234«) und die siebte für den Stall (im Beispiel »1«).

sorgt aber im Vergleich mit denen anderer Haltungsformen wegen der totalen hygienischen Kontrolle für die größte Unbedenklichkeit solcher Eier. Trotzdem lassen viele Verbraucher die Eier aus Käfighaltung links liegen, denn die meisten von uns möchten ihr Frühstücksei lieber von »glücklichen Hühnern«. Sowohl Erzeuger als auch Handel tragen dem Rechnung, indem sie zunehmend auf Boden-

und Freilandhaltung umstellen. Allerdings nicht ganz freiwillig: Ab 2007 ist das Halten von Hühnern in Käfigen untersagt – es wird dann nur noch Eier aus Boden- oder Freilandhaltung sowie ökologischer Erzeugung geben.

**Bodenhaltung: die Kompromisslösung**

Auch diese Hühner kommen nie ins Freie und leben auf mehreren Etagen, haben aber im Stall Bewegungsfreiheit. Eine Nutzfläche von je einem Quadratmeter für neun Legehennen ist Vorschrift. Damit das Federvieh artgerecht scharren und picken kann, muss wenigstens in einem Drittel des Stalles eine Streu aus Stroh, Torf, Sand oder Holzspänen liegen. Der übrige Bereich ist mit Latten- oder Gitterrosten bedeckt, durch die der Kot der Tiere fallen kann. Ihre Eier legen die Hennen ebenfalls artgerecht in Nestern ab.

**Freilandhaltung: Auslauf und Platz genug**

Die Hühner »wohnen« bei der Freilandhaltung in einem artgerecht ausgestatteten Stall mit Sitzstangen, Nestern und Streu, können aber tagsüber jederzeit ins Freie. Dabei stehen jeder Henne mindestens vier Quadratmeter größtenteils bewachsener Fläche zu. Bei schlechtem Wetter und bei Einbruch der Dunkelheit kann sich das Federvieh in das Stallgebäude zurückziehen. Bei größeren Hennenbeständen muss der Erzeuger auch im Freien genügend Unterschlupfmöglichkeiten schaffen, damit sich die Tiere bei Regen oder auch bei Angriffen durch Raubtiere in Sicherheit bringen können.

**Ökologische Haltung: Luxusleben für Hennen**

Die gesetzlichen Regelungen für die ökologische Haltung entsprechen denen für die Freilandhaltung. Allerdings müssen die Erzeuger von Öko-Eiern jedem ihrer Hühner sechs Quadratmeter »Wohnfläche« zur Verfügung stellen und dürfen ihnen ausschließlich Futter aus ökologischer Herstellung vorsetzen.

## Haltungsformen und Gesundheitsrisiken

Niemand bezweifelt, dass Hühner aus Freiland- und Öko-Haltung die angenehmsten Lebensbedingungen haben. Doch kritische Stimmen bemängeln nicht ganz zu Unrecht, dass die verpönte Käfighaltung die für uns Verbraucher gesündeste ist. Leben die Hühner hingegen teilweise im Freien, steigt das Erkrankungsrisiko durch Keime und Würmer; auch die bei Boden-, Freiland- und Öko-Haltung vorgeschriebene Streu ist ein potenzieller Krankheitsherd, der nicht zu unterschätzen ist.

Darum bekommen Freilandhühner nicht nur häufig Essig – quasi als Antibiotikum – unter das Futter gemischt, sondern haben auch gewissermaßen »Fußmatten« aus Rindenmulch und Kies am Stalleingang, die das Hereintragen von Schmutz und Nässe verhindern. Um dem Befall mit Vogelmilben vorzubeugen, mischen die Erzeuger feines Gesteinsmehl unter die Streu im Stall.

Damit auch die Eier der »glücklichen Hühner« sauber und hygienisch einwandfrei bleiben, greifen ihre Halter zu einem Trick: Da Hennen ihre Eier am liebsten im Dunkeln legen, wird der Stallboden meist besonders gut beleuchtet. Das führt dazu, dass die Hühner die Eier nicht »wild« in der Gegend verteilen, sondern sich zum Legen in die geschützt liegenden Nester zurückziehen. Um größtmögliche Hygiene zu gewährleisten, untersuchen Prüfer des Tiergesundheitsdiensts die Freiland- und Öko-Eier stichprobenartig auf den Befall mit Salmonellen und andere Krankheitserreger.

## Eierhygiene im Haushalt

Obwohl bei Stichproben nur etwa jedes tausendste Ei den Prüfern unangenehm auffällt, sollte man zur Sicherheit die Hühnerprodukte wirklich wie das sprichwörtliche rohe Ei behandeln. Vor allem gilt: Eier grundsätzlich im Kühlschrank aufbewahren und so frisch wie möglich verwenden. Speisen aus rohen Eiern wie zum Beispiel Tiramisu oder Zabaione bereitet man nur mit absolut frischen, möglichst erst wenigen Tagen alten Eiern zu. Solche Speisen sollten Sie bis zum Verzehr immer gut kühlen und Reste nicht aufbewahren.

Grundsätzlich gilt: je frischer das Ei, desto weniger Krankheitserreger enthält es. Achten Sie daher auf das Mindesthaltbarkeitsdatum: Es besagt, dass die Eier maximal 28 Tage alt sind. Da Salmonellen sowohl auf der Schale als auch im Eidotter sitzen können, müssen Sie beim Aufschlagen des Eies darauf achten, dass das Innere so wenig wie möglich mit dem Äußeren der Schale in Berührung kommt. Nach dem Aufschlagen waschen Sie sich am besten gründlich die Hände. Ob gekocht oder gebraten: Am risikolosesten ist das Durchgaren von Eiern, weil dabei alle möglicherweise durch die Kontrollen gerutschten Krankheitserreger abgetötet werden.

## Olivenöl: Qualitätsstufen und ihre Bedeutung

Das Öl aus den Früchten des Olivenbaums ist nicht nur dank unserer Reisen ans Mittelmeer so beliebt geworden. Sicher, es schmeckt gut – aber es ist auch besonders wertvoll für den Organismus: Olivenöl besteht zu fast 80 Prozent aus einfach ungesättigten Fettsäuren und ist besonders reich an natürlichem Vitamin E. Die von Natur aus darin enthaltenen Geschmacks- und Aromastoffe sorgen für das typische, intensive Aroma des Öls. Die übrigen Inhaltsstoffe aber können helfen, uns gesund zu erhalten: Antioxidantien bremsen schädliche Oxidationsprozesse (also das Ranzigwerden) durch die so genannten freien Radikale, besonders aggressive Sauerstoffverbindungen. Mehrere Stoffe wirken nachweislich vorbeugend gegen Krebs- und Herzerkrankungen. Olivenöl senkt sowohl einen erhöhten Cholesterinspiegel als auch den Blutdruck, wirkt positiv auf den Fettstoffwechsel, mindert das Diabetesrisiko und beugt zudem einer Arteriosklerose (»Arterienverkalkung«) vor.

Dabei gilt: je höher die Qualität des Olivenöls, desto besser auch seine Wirkung.

## Die drei Güteklassen für Olivenöl

Man kann für ein Minifläschchen des allerfeinsten Olivenöls leicht 20 Euro und mehr ausgeben – nötig ist das aber allenfalls für besondere Anlässe. Im Alltag genügt auch eher Anspruchsvollen eine solide, gute Ölqualität. Ein preiswertes und zugleich hochwertiges Olivenöl erkennt man an der Güteklasse, die europaweit einheitlich gilt. Insgesamt unterscheidet man nach der europäischen Verordnung zwar neun Kategorien, in denen die Qualitätsbezeichnungen für Olivenöl festgelegt werden. Für uns als Verbraucher haben aber vor allem die folgenden drei Güteklassen Bedeutung, die anderen sind nicht zu empfehlen, denn sie wurden stark verschnitten (gemischt) oder raffiniert (industriell-chemisch gewonnen).

▶ **Güteklasse I – natives Olivenöl extra** Dabei handelt es sich um Öl der höchsten Güte, das direkt und auf mechanische Weise aus den Ölfrüchten kaltgepresst wird. Es wird bei der Herstellung weder chemisch behandelt noch erhitzt. Pro 100 Gramm darf der Anteil an freien Fettsäuren oder Ölsäure höchstens 0,8 Gramm betragen. Sehr hochwertige Öle enthalten sogar nur 0,2 Gramm freie Fettsäuren, was sich dann am Preis bemerkbar macht. Natives Olivenöl extra erkennt man auch an der gelben bis grünen Farbe und am fruchtigen Geschmack.

▶ **Güteklasse II – natives Olivenöl** Auch solche Öle werden kaltgepresst, aber der Hersteller darf mechanische und

### Olivenöl-Güteklassen & -Namen nach Herkunftsland

| deutscher Name | italienischer Name | spanischer Name | französischer Name |
|---|---|---|---|
| natives Olivenöl extra | Olio extra vergine di oliva | Aceite de Oliva Virgen extra | Huile d´olive vierge extra |
| natives Olivenöl | Oilo vergine di oliva | Aceite de Oliva virgen | Huile d´olive vierge |
| Olivenöl | Olio di oliva | Aceite de oliva (puro) | Huile d´olive pure |

chemische Verfahren kombinieren. Der Anteil an freien Fettsäuren oder Ölsäure darf maximal bei 2,0 Gramm pro 100 Gramm Öl liegen. Rein äußerlich ist es von »nativem Olivenöl extra« meist kaum zu unterscheiden, Farbe und Konsistenz ähneln sich. Der Geschmack ist oft ebenfalls fruchtig, aber weniger intensiv und »rein«.

▶ **Güteklasse III – Olivenöl** Hierfür mischt der Hersteller raffiniertes mit nativem (kaltgepresstem) Olivenöl. Der Anteil an freien Fettsäuren oder Ölsäure darf bei dieser Güteklasse bis zu 1,5 Gramm pro 100 Gramm Öl betragen.

## Mineralwasser: Wasser ist nicht gleich Wasser

Was wir trinken, ist nicht nur Geschmackssache: Wir haben die Wahl zwischen Tafel-, Mineral- und Heilwasser – und bestimmen mit dem Griff zur Flasche, ob, welche und wie viele Nährstoffe wir trinken. Genau aus diesem Grund brauchen Mineral- und Heilwässer als einzige Lebensmittel hierzulande eine amtliche Zulassung. Um sie zu erhalten, muss das jeweilige Wasser sämtliche der sehr genau geregelten Voraussetzungen erfüllen, die die Mineral- und Trinkwasserverordnung verlangt.

Auch für den Gehalt an Kohlensäure existieren genaue Richtlinien: Kohlensäurehaltige Mineralwässer enthalten quelleigene Kohlensäure oder solche aus fremden Quellen. Auf dem Etikett steht dann »Mit eigener Quellkohlensäure versetzt« oder »Mit Kohlensäure versetzt«. Natürliches Mineralwasser mit dem gleichen Kohlensäuregehalt wie an der Quelle heißt »natürliches kohlensäurehaltiges Mineralwasser«.

### Natürliches Mineralwasser

So darf sich nur nennen, was aus einer unterirdischen, vor Verunreinigungen geschützten Quelle stammt. Bei seinem Weg durch die Erdkruste hat natürliches Mineralwasser Mineralstoffe und -salze wie zum Beispiel Kalzium und Magnesium, aber auch Radium und Arsen aufgenommen. Solches Mineralwasser muss der Hersteller direkt an der Quelle in Flaschen abfüllen und die enthaltenen Mineralien auf dem Etikett mengenmäßig genau deklarieren. Das Anreichern mit zusätzlichen künstlichen Mineralien ist nicht erlaubt.

Natürliches Mineralwasser muss außerdem den in der gesamten EU geltenden strengen mikrobiologischen, chemischen und chemisch-physikalischen Richtlinien genügen. Falls es unter 1000 Milligramm gelöste feste Stoffe (Mineralien) und/oder weniger als 250 Milligramm freies Kohlendioxid enthält, muss ein ernährungsphysiologisches Gutachten entscheiden, ob das Wasser als natürliches Mineralwasser zugelassen wird.

## Heilwasser

Heilwasser stammt ebenfalls aus unterirdischen Wasservorkommen, die vor Verunreinigung geschützt sein müssen, und wird wie natürliches Mineralwasser direkt an der Quelle abgefüllt. Durch die besondere Zusammensetzung und den hohen Gehalt an Mineralien und Spurenelementen soll es zusätzlich Krankheiten vorbeugen, lindern oder sogar heilende Wirkungen haben. Aus diesem Grund unterliegen Heilwässer auch zusätzlich dem Arzneimittelgesetz. Die amtliche Zulassung bekommen Heilwässer nur nach wissenschaftlichen Untersuchungen.

## Tafelwasser

Dieses Wasser darf aus rein industrieller Produktion kommen. Oft mischen Hersteller dafür Trink-, also Leitungswasser und natürliches Mineralwasser. Häufig setzt man aber auch eher mineralstoffarmem Mineralwasser nachträglich noch Mineralien zu. Tafelwasser muss eine oder mehrere der folgenden Zutaten enthalten: Sole, Salze oder Salzlösungen, Kohlensäure. Der Gehalt an gelösten festen Stoffen darf 2 Gramm pro Liter nicht überschreiten. Bei einem Kohlensäuregehalt über 4 Gramm pro Liter kann Tafelwasser auch als Sodawasser bezeichnet werden. Namen, die so klingen, als ob das Wasser aus einer Quelle

## Trinkwasserverordnung

Die amtliche Trinkwasserverordnung ist ein umfangreiches Regelwerk, in dem ganz genau festgelegt ist, welche Substanzen in unserem Trinkwasser vorhanden sein dürfen und wenn ja, in welcher Menge. Hier einige Beispiele:

- Keime wie Escherichia coli (»Kolibakterien«) und Enterokokken dürfen nicht enthalten sein.
- Für Mineralien und Spurenelemente (wie Chrom, Chlorid, Selen, Eisen, Aluminium, Kupfer, Nickel, Quecksilber, Arsen) sind die Höchstmengen exakt festgelegt.
- Für bestimmte Pflanzenschutzmittel und andere schädliche chemische Verbindungen (zum Beispiel polyzyklische aromatische Kohlenwasserstoffe, Trihalogenmethane, Vinylchlorid) sind extrem niedrige Höchstgrenzen vorgeschrieben.
- Auch die elektrische Leitfähigkeit des Trinkwassers und seine Trübung müssen bestimmten Anforderungen genügen.

oder einem Brunnen stamme, sind nicht erlaubt. Auch die Bezeichnung »natürlich« ist tabu, ebenso wie Angaben über die genaue Zusammensetzung.

Tafelwasser muss übrigens keineswegs von minderer Qualität sein – nur können wir sie schwer überprüfen. Viele Fachleute raten daher, eher eigenes Tafelwasser aus Leitungswasser mit der Sprudelmaschine herzustellen. Denn da weiß man nach Rücksprache mit dem zuständigen Wasserwerk wenigstens ganz genau, was man trinkt. Trink- beziehungsweise Leitungswasser ist übrigens das in Deutschland am strengsten kontrollierte Lebensmittel.

### Quellwasser

Quellwasser braucht keine amtliche Anerkennung. Hygienisch muss es die gleichen Voraussetzungen erfüllen wie natürliches Mineralwasser; chemisch muss es dem Trinkwasser entsprechen. Der nachträgliche Zusatz von Mineralstoffen ist nicht erlaubt.

## Fruchtsaft, Nektar & Co.: Was ist was?

Man muss nicht in einem »Saftladen« stehen, um vor den Regalen ratlos die Achseln zu zucken – das Angebot an fruchthaltigen Getränken ist kaum überschaubar. Fruchtsäfte, Frucht-Direktsäfte, Fruchtnektare und Fruchtsaftgetränke stehen in Hülle und Fülle zur Verfügung und sind äußerlich kaum zu unterscheiden. Wer jedoch die Bezeichnungen und ihre Bedeutung kennt, kann gezielt aussuchen.

Die EU-Fruchtsaftrichtlinie und die deutsche Fruchtsaft-Verordnung legt beispielsweise genau fest, wie viel Fruchtanteil die verschiedenen Varianten enthalten müssen und was sonst noch bei der Herstellung zu beachten ist. Europaweit müssen sich Hersteller von Fruchtsafterzeugnissen an diese Vorschriften halten, ihre Produkte entsprechend bezeichnen und bei der Verpackung bestimmte Regeln einhalten.

### Fruchtsaft

Diesen Namen darf nur ein Produkt tragen, das zu 100 Prozent aus Obst besteht und weder Zucker noch Farb-, Konservierungs- oder andere Zusatzstoffe enthält. Zwei Ausnahmen von dieser Regel gibt es: Einen Zuckerzusatz von maximal 15 Gramm pro Liter erlaubt die EU-Richtlinie dann, wenn die verwendeten Früchte wetterbedingt zu sauer sind, allerdings muss der Hersteller eine solche »Nachzuckerung« nicht angeben. Bei Fruchtsäften aus sauren Früchten wie Zitronen, Limetten oder Johannisbeeren darf der Anteil an so genanntem Korrekturzucker sogar noch höher liegen, er muss jedoch angegeben werden. Deutsche Safthersteller verzichten im Allgemeinen auf Zuckerzusätze und geben das auch immer häufiger deutlich an. Wer reinen Fruchtsaft ohne Zuckerzusatz trinken möchte, achtet also am besten auf den Hinweis »Ohne Zuckerzusatz« auf der Packung oder Flasche. Nur dieser Hinweis garantiert, dass wirklich kein zusätzlicher Zucker im Saft enthalten ist.

Multivitamin-Fruchtsäfte dürfen Vitaminzusätze enthalten, die auf der Verpackung genau aufgelistet sein müssen. Früchte wie Bananen, Aprikosen und Pfirsiche, die ein zu dickes Konzentrat für Saft ergeben, kann der Hersteller nach dem Verarbeiten mit weißem Traubensaft verdünnen und dann ebenfalls als reinen Fruchtsaft anbieten.

Bei der Herstellung von Fruchtsäften sind zwei Methoden üblich und erlaubt:

- **Fruchtsaft aus Fruchtsaftkonzentrat** Hierbei entzieht man dem frisch gepressten Saft unter Vakuumbedingungen Wasser, bis der Saft auf etwa ein Sechstel seines Volumens verdichtet ist. Durch Rückverdünnung mit besonders aufbereitetem Trinkwasser entsteht wieder ein Fruchtsaft mit 100 Prozent Fruchtanteil. Da diese Methode für den Hersteller Lagervorteile hat, kann er solchen Saft meist günstiger anbieten.
- **Direktsaft** Ihn gewinnt man aus der Frucht, filtert und füllt ihn ab, er darf aber auch für eine spätere Abfüllung steril in Tanks zwischengelagert werden. Der Direktsaft kommt dem selbst gepressten oder entsafteten Fruchtsaft geschmacklich am nächsten und wird auch in speziellen Kühltheken frisch gepresst und abgefüllt angeboten.

## Fruchtnektar

Einige Früchte werden erst durch das Mischen mit Wasser und eventuell Zucker genussfähig. Schwarze Johannisbeeren, Sauerkirschen, Aprikosen, Bananen oder Maracujas sind entweder zu sauer oder zu konzentriert, um als reiner Saft hergestellt werden zu können. Das Ergebnis der Mischung mit Wasser und bis zu 20 Prozent Zucker nennt sich Fruchtnektar. Das Mischungsverhältnis muss jedoch je nach Frucht stimmen; der Mindestgehalt an Fruchtmark oder -saft ist gesetzlich vorgeschrieben:

Bei Fruchtnektaren ist auch der Zusatz von Stoffen wie Kohlendioxid (E 290; bis zu 5 Gramm pro Liter), Milchsäure (E 270) oder Zitronensäure (E 330) sowie Ascorbinsäure (E 300) erlaubt.

| Mindestgehalt an Fruchtsaft oder -konzentrat | Nektarsorten |
|---|---|
| 25 % | Nektar aus Passionsfrüchten, Quito-Orangen, Johannisbeeren, Sanddorn, Zitronen und Limetten, Mangos, Bananen, Guaven, Papayas, Litschis, Acerolas, Cherimoyas, Granatäpfeln |
| 30 % | Nektar aus Stachelbeeren, Schlehen, Pflaumen, Zwetschgen, Ebereschen, Preiselbeeren |
| 35 % | Nektar aus Sauerkirschen |
| 40 % | Nektar aus Hagebutten, Kirschen, Heidelbeeren, Himbeeren, Aprikosen, Erdbeeren, Brombeeren |
| 50 % | Nektar aus Birnen, Holunderbeeren, Pfirsichen, Zitrusfrüchten (außer Zitronen, Limetten), Ananas, Quitten |

## Fruchtsaftgetränke

Bei Fruchtsaftgetränken liegt der Anteil an Fruchtsaft nur zwischen 6 (Zitrusfrüchte) und 30 Prozent (Kernobst). Saftgetränke aus anderen Früchten müssen es auf mindestens 10 Prozent Fruchtmark oder -saft bringen. Der Hauptanteil des Packungs- oder Flascheninhalts ist Zuckerwasser; die Früchte liefern kaum mehr als Geschmack, der in der Regel noch durch Zusatzstoffe wie natürliche Fruchtaromen und Säuerungsmittel verstärkt werden muss. Alle verwendeten Zusatzstoffe muss der Hersteller angeben.

## Fruchtsaftschorlen

Immer beliebter werden fertig gemixte Fruchtsaftschorlen. Sie müssen aus mindestens 50 Prozent reinem Fruchtsaft (Konzentrat oder Saft) und 50 Prozent Mineralwasser bestehen. Für den verwendeten Fruchtsaft gelten dieselben Bestimmungen wie für puren Saft.

## ITX-freie Verpackungen für Säfte

Nachdem immer mehr Fälle bekannt wurden, in denen die zum Farbaufdruck auf Saftkartonverpackungen verwendete Chemikalie Isopropylthioxanton (ITX) in die Säfte überging, hat der Verband der Deutschen Fruchtsaft-Industrie (VdF) schnell reagiert: Schon Ende 2005 stellte man die Produktion um; seit Anfang 2006 kommen Säfte aus deutschen Landen ausschließlich in ITX-freien Kartons auf den Markt.

Ein Gesundheitsrisiko soll zwar nie bestanden haben: Bei den bislang in verschiedenen Produkten in Europa gefundenen ITX-Konzentrationen gibt es nach Angaben der Europäischen Behörde für Lebensmittelsicherheit jedenfalls keine Hinweise darauf, obwohl der höchste festgestellte ITX-Wert in Saftpackungen mit 211 Mikrogramm pro Kilogramm viermal so hoch lag wie in der EU als tolerierbarer Wert gilt.

Wissenschaftler der Universität Kiel und des Bundesinstituts für Risikobewertung (BfR) haben bestätigt, dass noch nicht feststeht, ob ITX – wie von vielen Verbraucherschützern befürchtet – Nerven, Immunsystem und Hormonhaushalt schädigt. Nach dem Motto »sicher ist sicher« verzichten zumindest deutsche Hersteller freiwillig auf den Gebrauch der Chemikalie.

## Wenn Inhalt oder Qualität nicht stimmt

Auch beim Einkaufen gilt: Vorbeugen ist besser als nachbessern. Darum achtet man am besten schon vor dem Bezahlen auf einwandfreie Qualität. Die folgende Liste zeigt Ihnen, welche Mängel Sie nicht hinnehmen müssen:

- Beschädigungen der Verpackung (zum Beispiel eingerissen, fleckig);
- verdorbene Lebensmittel wie Konservendosen mit hochgewölbtem Deckel oder verbeulte, eingedellte Dosen; unangenehmer Geruch bei Fleisch, Geflügel, Fisch oder Ware, die angefault oder angeschimmelt ist;
- fehlende oder unklare Preisauszeichnung;
- mehrere unterschiedliche oder falsche Abfüll-, Abpack- oder Haltbarkeitsangaben;

- Abweichungen des nachgewogenen, tatsächlichen Gewichts vom angegebenen;
- angetaute Tiefkühlkost.

## Reklamieren: So machen Sie es richtig

Achten Sie schon im Laden auf die genannten Mängel und sprechen Sie das Personal, im Zweifelsfall auch den Marktleiter oder den Geschäftsführer darauf an. Falls Sie trotz aller Umsicht ein mangelhaftes Lebensmittel mit nach Hause getragen haben, können Sie es selbstverständlich zurückbringen. Kennt man Sie im Geschäft oder ist man kulant, wird man Ihnen dafür auch ohne Zahlungsbeleg einwandfreien Ersatz oder Ihr Geld zurückgeben. Es kann aber nicht schaden, Kassenbons immer aufzubewahren, um im Streitfall nachweisen zu können, dass man die Ware im betreffenden Geschäft gekauft hat.

In aller Regel ist damit der Fall erledigt. Schaltet jedoch das Personal im Geschäft auf stur, können Sie zu härteren Mitteln greifen und die Lebensmittelüberwachungsbehörden einschalten. Das empfiehlt sich übrigens in jedem Fall, wenn man feststellt, dass in einem Laden sehr häufig verdorbene oder nicht vorschriftsmäßig ausgezeichnete Ware verkauft wird. Die Telefonnummer des für Ihren Ort zuständigen Amtes finden Sie im Telefonbuch.

Haben Sie sich entschlossen, ein Geschäft bei dieser Behörde zu melden, ist es ratsam, genaue Informationen bereitzuhalten. Listen Sie dazu möglichst viele der folgenden Punkte auf:

- Hersteller oder Importeur des Lebensmittels;
- Kaufdatum und Geschäft;
- Um welchen Mangel geht es genau und wann wurde er entdeckt;
- Gibt es gesundheitliche Beschwerden durch den »Genuss« eines verdorbenen Lebensmittels und wenn ja, um welche handelt es sich;
- Musste ein Arzt aufgesucht werden (unbedingt ein Attest geben lassen!).

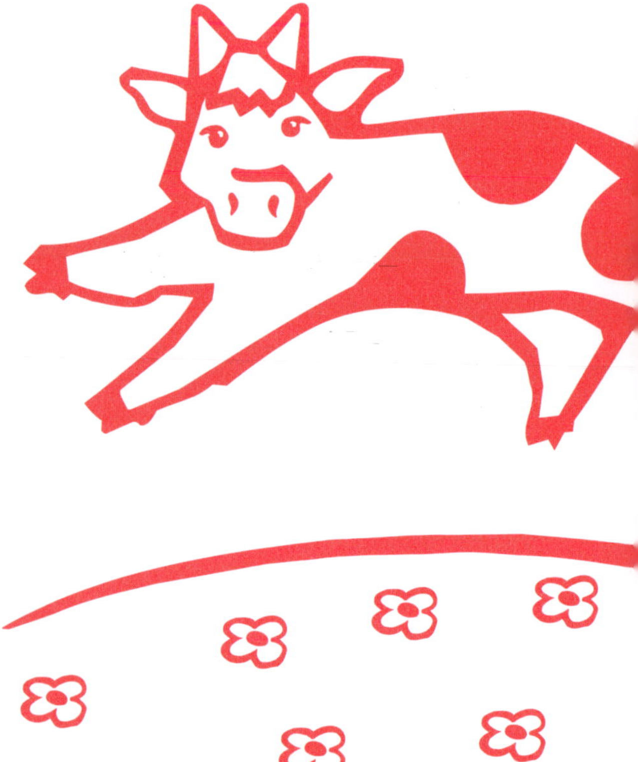

# Wie gesund sind unsere Lebensmittel wirklich?

Fleisch, Fisch, Obst und Gemüse stecken voller wichtiger Nährstoffe. Doch jeder neue Lebensmittelskandal erinnert uns daran, dass oft auch Schadstoffe mit in den Topf oder die Pfanne kommen. Einen gewissen Schutz bietet Bio-Kost. Alles über die Vor- und Nachteile von herkömmlicher und ökologisch erzeugter Nahrung finden Sie in diesem Kapitel.

## Einkaufen und geniessen mit Verstand

Essen und Trinken hält Leib und Seele zusammen – diese Volksweisheit drückt aus, wie wichtig kulinarischer Genuss für unser Wohlbefinden ist. Dabei müssen auch kleine Sünden wie das Glas Wein zum Essen oder ein Stück Schokolade sein. Damit es beim Genuss ohne Reue bleibt, sollte aber nicht nur der Geschmack stimmen, sondern auch die Qualität. Doch wer Gutes und Gesundes kaufen möchte, steht manchmal wie erschlagen vor den Regalen. Große Märkte bieten ein Sortiment von bis zu 18 000 verschiedenen Produkten an und auch im Reformhaus oder im Naturkostladen ist die Auswahl häufig fast unüberschaubar. Nicht alles, was zu haben ist, tut unserem Körper wirklich gut. Doch wie erkennt man Qualität und worauf sollte man beim Einkaufen achten?

### Wie gesund ist Fleisch?

Fleisch ist aufgrund seines Gehaltes an hochwertigen Eiweißen, Mineralstoffen und Vitaminen ohne Zweifel ein wertvolles Nahrungsmittel. Doch zu viel davon machen Ernährungsexperten auch für Zivilisationskrankheiten wie Stoffwechsel- und Gefäßerkrankungen sowie Krebs verantwortlich. Vor allem der Darm darbt bei einem Überangebot an fleischlichem Eiweiß, denn es liefert keine Ballaststoffe. Fachleute sind sich einig, dass wir generell zu viel des Guten tun, und raten, nicht mehr als zwei bis drei Fleischportionen à 150 Gramm pro Woche zu verzehren. Wer ohne das tägliche Schnitzel oder Steak nicht auskommt, beschränkt seine Portion besser auf 80 bis 100 Gramm – das senkt nicht zuletzt auch das Risiko, eventuell enthaltene unerwünschte Stoffe mitzuessen.

#### Rückstände im Fleisch

Ob Antibiotika oder andere Medikamentenrückstände – das Thema »Chemie im Fleisch« ist noch lange nicht vom Tisch. Noch immer finden sich Fleischproben aus der Intensivmast (vor allem von Puten), die Rückstände von unerlaubten Arzneimitteln enthalten. Aber die Kontrollen werden häufiger und gründlicher. Bei Rindfleisch sind sie ganz besonders scharf: Seit 25. Januar 2001 wird jedes in Deutschland geschlachtete Rind, das älter als 24 Monate ist (vorher zählt es zu den Kälbern), auf die Erreger des Rinderwahnsinns, die so genannten Prionen, untersucht. Nur Fleisch von solchen auf BSE getesteten Rindern gelangt bei uns in den Handel. Erfreulich für uns Verbraucher ist, dass die Zahl derjenigen, die Schlachttiere weitgehend artgerecht halten, langsam, aber stetig zunimmt. Das bedeutet: genug Auslauf im Freiland, dadurch weniger Anfälligkeit für bei reiner Käfig- und Stallhaltung typische Krankheiten, weshalb solche Tiere auch kaum Medikamente brauchen.

### Innereien – oft stark belastet

Für Innereien von Schlachttieren gilt nach wie vor: in Maßen genießen. Denn als Entgiftungsorgane reichern besonders Leber und Nieren hohe Konzentrationen von Umweltgiften und Schwermetallen an. Vor allem Cadmium und Kupfer, aber auch extrem hohe Vitamin-A-Mengen, die besonders Schwangeren schaden können, finden sich darin. Die haben aber nur zum Teil etwas mit der Art der Tierhaltung zu tun; selbst Innereien von Tieren aus biologischer Aufzucht sind belastet. Der Verkauf der Innereien von Rindern, die älter als 24 Monate sind, ist generell verboten. Wer Innereien mag, kann sie ohne Bedenken gelegentlich genießen. Ernährungsexperten empfehlen aber als Faustregel, nicht öfter als maximal alle zwei bis drei Wochen Leber oder Nieren zu essen.

## Beim Fleischkauf genau hinsehen

Es existieren rund 90 verschiedene Gütesiegel für Fleisch – für uns Verbraucher schier unüberschaubar. Selbst Verbraucherschützer haben Mühe, hier den Durchblick zu behalten. Fest steht: Längst nicht alle dieser Gütesiegel halten, was sie versprechen. Das zeigten Untersuchungen beispielsweise der Zeitschrift »Öko-Test« und der Verbraucherzentrale Hessen (siehe Adressen, Seite 149).

Wer sichergehen will, rückstandsfreies Kotelett & Co. zu bekommen, kauft also am besten Ware mit dem QS-Prüfzeichen (siehe Seite 86 f.) oder gleich Fleisch mit dem Bio-Siegel oder beim (Bio-)Schlachter seines Vertrauens. Solches Fleisch kostet zwar mehr als konventionelle Ware. Doch dafür können Sie darauf vertrauen, dass die Qualität in jeder Hinsicht stimmt. Eine andere Möglichkeit ist, dass Sie Lammfleisch oder Wild bevorzugen. Lämmer werden noch immer überwiegend artgerecht auf der Weide gehalten; und selbst das »zahme«, im Gatter gehaltene Damwild hat noch genug Auslauf.

## Fleischqualität beim Einkauf erkennen

Was wirklich im Braten oder Steak steckt und ob das Tier artgerecht gehalten wurde – das können wir natürlich mit bloßem Auge nicht erkennen. Dennoch kann uns ein kritischer Blick vor allzu unliebsamen Überraschungen bewahren, denn einige Merkmale verraten durchaus, ob das Fleisch frisch ist und ob es wenigstens den Mindestanforderungen genügt. Achten Sie daher beim Kauf auf folgende Merkmale:

- Der Geruch sollte neutral mild bis leicht säuerlich, keinesfalls süßlich und penetrant sein.
- Verpacktes Fleisch darf nicht »schwimmen«, denn frisches Fleisch guter Qualität verliert wenig Wasser und liegt darum fast trocken in der Packung. Auch an der Fleischtheke gilt: Achten Sie auf einen rosa bis roten, trockenen Anschnitt und darauf, dass das Fleisch nicht in einer »Pfütze« liegt.
- Frisches Fleisch guter Qualität ist fest und gibt auf Fingerdruck kaum nach. Lässt sich Fleisch stark eindrücken oder wirkt schwammig, spricht das für mindere Qualität oder so genanntes PSE-Fleisch: PSE ist die englische Abkürzung für »pale« (blass), »soft« (weich) und »exudative«

(wässrig) – vor allem Schweinefleisch ist häufig betroffen. Eine solche Beschaffenheit ist ein typisches Anzeichen für eine erhöhte Ausschüttung des Stresshormons Adrenalin. Die Folgen sind nicht nur für das Schlachttier höchst unangenehm, sondern auch für den Käufer von Bedeutung, denn beim Braten schrumpft solches Fleisch zusammen, wird zäh und schmeckt meist fade.

▶ Die Farbe verrät ebenfalls einiges über die Qualität: Rindfleisch sollte dunkelrosa bis tiefrot sein; Lammfleisch muss hellrot bis rot und Schweinefleisch rosa und hell glänzend aussehen. Zu dunkel und trocken ist ebenso verdächtig wie zu hell und feucht: So genanntes DFD-Fleisch lässt man besser liegen, denn diese englische Abkürzung für »dark« (dunkel), »firm« (fest) und »dry« (trocken) weist ebenfalls auf gestresste Schlachttiere hin. Durch Erschöpfung sind die Depots an Glykogen (Speicherform der Glukose) der Tiere kurz vor dem Schlachten verbraucht; es bildet sich keine oder zu wenig Milchsäure, die ans Blut abgegeben werden kann, und so bleibt der pH-Wert des Fleisches hoch, also sauer. DFD-Fleisch hat einen minderwertigen, oft penetranten, tranigen Geschmack. Zudem verdirbt es schneller als üblich, da ein hoher pH-Wert die Wachstumsbedingungen von Bakterien verbessert.

▶ Die so genannte Marmorierung ist ein weiteres Qualitätsmerkmal: So nennt man die kleinen Fettäderchen, die das reine Muskelfleisch gleichmäßig durchziehen. Sie sorgen für mehr Geschmack und größere Zartheit von Steak oder Kotelett.

▶ Feine, zarte Muskelfleischfasern sprechen dafür, dass das Fleisch auch nach dem Braten oder Schmoren wirklich zart bleibt und »auf der Zunge zergeht«. Je grober die Fleischfasern, desto zäher das Fleisch, lautet die Faustregel.

## Vorgeschriebene Kennzeichnung von Fleisch

Für Fleisch, insbesondere vom Rind, gelten seit dem BSE-Skandal besonders detaillierte, strenge Kennzeichnungsregeln.

Fleisch von allen Schlachttieren muss folgende Kennzeichnung auf der Verpackung aufweisen:

- die Verkehrsbezeichnung und den Name der Tierart;
- die Füllmenge nach Gewicht;
- das Mindesthaltbarkeits- oder (bei Hackfleisch und ähnlich empfindlichem Fleisch) das Verbrauchsdatum;
- den Namen und die Anschrift des Herstellers, Verpackers oder eines in der EU niedergelassenen Verkäufers;
- das genaue Zutatenverzeichnis bei mehr als einer Zutat (zum Beispiel bei vorbereitetem Gyros oder Cordon bleu);
- eventuell einen Hinweis »unter Schutzatmosphäre verpackt«;
- eine Angabe über einen eventuellen Anteil an Knochen (zum Beispiel bei Fleischklößchen);
- den Vermerk »aufgetaut – sofort verbrauchen« bei ganz oder teilweise aufgetautem Fleisch;
- Nach der Fleischhygieneverordnung muss außerdem ein Genusstauglichkeitskennzeichen, also dass das Fleisch für den menschlichen Verzehr geeignet ist, angegeben sein.

**Vorgeschriebene Extra-Kennzeichnung bei Rindfleisch**

Folgende Zusatzinformationen sind für frisches, gekühltes und gefrorenes Rindfleisch vorgeschrieben, und zwar entweder auf der Verpackung oder bei lose verkauftem Fleisch gut sichtbar im Verkaufsraum:

- eine so genannte Referenznummer oder Kennnummer des Tieres, von dem das Fleisch stammt oder die Kennnummer einer Gruppe von Tieren (Charge);
- die genaue Auflistung der Herkunft: »geboren in ...«, »gemästet in ...«, »geschlachtet in ...«, »zerlegt in ...«;
- die ES-Nummer (Europäische Schlachthofnummer) sowie die EZ-Nummer (Europäische Zerlegebetriebsnummer).

## Wie gesund ist Fisch?

Fisch ist bei vielen nicht nur freitags beliebt. Das freut im Prinzip auch alle Ernährungsexperten, denn vor allem Meerestiere tun unserem Organismus viel Gutes. Die in

Lachs, Hering und Makrele enthaltenen Omega-3-Fettsäuren sind für den menschlichen Organismus besonders günstig; positiv auf das Immunsystem wirken außerdem die Spurenelemente Selen und Jod sowie die so genannten Ubiquinone (vitaminähnliche Substanzen, zum Beispiel Coenzym Q10).

Ein weiterer Pluspunkt für die meisten Fische ist ihr geringer Fettanteil bei sehr hohem Gehalt an wertvollem und leicht verdaulichem Eiweiß. Fische, Krusten- und Schalentiere enthalten in der Regel auch reichlich Vitamin A und D sowie B-Vitamine. Eine kleine Portion Hering (100 Gramm) liefert beispielsweise schon die fünffache Menge des empfohlenen Tagesbedarfs an Vitamin D (25 Gramm).

Ernährungswissenschaftler empfehlen also aus gutem Grund mindestens ein bis zwei Fischmahlzeiten à jeweils 150 bis 200 Gramm pro Woche.

## Schadstoffbelastung bei Fisch

Zuchtfisch aus so genannten Aquakulturen kann unerwünschte Stoffe enthalten. Im häufig verfütterten Fischmehl können Schadstoffe stecken oder es kann genetisch verändert sein. Auch Farb- und andere Zusatzstoffe wandern mit dem Futter in den Fisch. Auf modernen Fischzuchtfarmen für Lachs, Forellen & Co. leiden die Tiere durch die Massenhaltung häufiger an Infektionskrankheiten, die Behandlung mit Medikamenten wie zum Beispiel Antibiotika kommt daher häufig vor. Doch denken – ähnlich wie ihre Kollegen in der Fleischerzeugung – immer mehr Fischfarmer um und bemühen sich um eine artgerechtere und zugleich verbraucherfreundliche Haltung der Fische und Krustentiere. Zunehmend ersetzen beispielsweise Impfungen den Einsatz von Antibiotika ganz oder teilweise und sorgen so für weniger Belastung mit Medikamentenrückständen. Viele Fischerzeuger stellen auch beim Futter von Fischmehl und -öl auf Raps- oder Sonnenblumenöl und pflanzliches Eiweiß um.

## Aquakultur – Fisch-Farming im großen Stil

Aquakultur ist sozusagen die Antwort auf die Überfischung der Meere. Das Züchten von Fischen, Krebsen und Weichtieren wie Muscheln stellt schlicht die Versorgung sicher und schont überdies die gefährdeten natürlichen Bestände. Dennoch kritisieren viele Umwelt- und Verbraucherschützer diese kontrollierte Aufzucht (»Kultur«) von Tieren und Pflanzen, deren Lebensraum das Wasser (»Aqua«) ist. Aquakultur reicht von Muschelbänken, die wenig Kontrolle und Pflege brauchen, bis hin zu Intensivanlagen, in denen von der Wasserqualität bis zur Fütterung alles in den Händen des Fischhalters liegt. Auch der seit langem bekannte Karpfen- oder Forellenteich ist eine solche Aquakultur; allerdings erreichen manche moderne Fischfarmen geradezu gigantische Ausmaße: In einigen Zuchtbetrieben leben bis zu 100 000 Fische. Dass unter solchen Bedingungen auch Krankheiten grassieren, liegt auf der Hand. Aquafarmer kommen daher kaum umhin, vorbeugend Medikamente oder Impfungen zu verabreichen – einer der Hauptkritikpunkte von Umwelt- und Tierschützern sowie Verbrauchern.

## Hochseefisch – nicht immer gesünder

Magere Hochseefische sind gesundheitlich empfehlenswert und eher unbedenklich. Hochseefischarten wie Aal, Heilbutt, Hering oder Thunfisch können dagegen mehr mit Schadstoffen belastet sein. Beispielsweise reichern sich Schwermetalle und andere Umweltgifte im ausgeprägten Fettgewebe der Hochseefische an.

Auch Muscheln gelten als sensibel; sie filtern aufgrund ihrer Ernährungsweise Schadstoffe aus dem Wasser heraus und speichern sie ebenfalls in ihrem Körper. Darum kann es besonders außerhalb der eigentlichen Muschelsaison (September bis April) sinnvoll sein, Muscheln aus einer Aquakultur zu kaufen, denn hier kann die absolute Kontrolle der Wasser- und Futterqualität vor möglicherweise hohen Belastungen schützen. Im Meer können bestimmte Algen giftige Stoffe enthalten, die von Muscheln aufgenommen werden – verzehrt man solche Muscheln, können Vergiftungserscheinungen die Folge sein. Allerdings werden auch Meeres-Muschelbänke ständig überwacht; der Höchstgehalt an Algentoxinen (Algengifte) in Schalentieren ist festgelegt und wird regelmäßig überprüft.

## Garnelen aus Übersee – welche Risiken bestehen?

Vor allem Garnelen aus südostasiatischen Ländern wie Thailand sind in Verruf gekommen: Verschiedene Studien weisen darauf hin, dass darin Antibiotika und andere Medikamente in teilweise großen Mengen stecken. Lebensmittelkontrolleure fanden beispielsweise in Garnelen aus Übersee die Antibiotika Chloramphenicol und Nitrofuran, die laut EU-Verordnung aufgrund ihrer Gesundheitsgefährdung für den Verbraucher nicht in tierischen Lebensmitteln enthalten sein dürfen.

Als Reaktion auf diese Funde wurde ein Schnellwarnsystem ins Leben gerufen: Es soll ein schnelles Erkennen derart belasteter Meerestiere und eine effiziente gemeinsame Reaktion der EU-Länder möglich machen. Dazu gehen in einer Art Netzwerk alle Meldungen der nationalen Behörden ein. Die Europäische Behörde für Lebensmittelsicherheit bearbeitet diese Berichte und gibt die Angaben an die europäische Kommission und an alle Mitgliedstaaten weiter. In Deutschland ist die Kontaktstelle für das Schnellwarnsystem das Bundesamt für Verbraucherschutz und Lebensmittelsicherheit (BVL). Es bündelt die Informationen und leitet sie an die zuständigen Bundesländer weiter.

Bei schon bekannten Betrieben sowie bei Fischerei- und Aquakulturprodukten aus bestimmten, bereits aufgefallenen Drittländern finden besonders strenge Kontrollen statt. Bei allen übrigen Importen gibt es Stichprobenkontrollen – Garnelenprodukte mit Antibiotikarückständen sollen dadurch weitgehend ausgeschlossen werden. Entdecken die Kontrolleure Höchstmengenüberschreitungen und verbotene Substanzen, wird die Lieferung beschlagnahmt, zurückgeschickt oder vernichtet.

**Verbrauchertipp**

Experten raten allen, die trotz der Kontrollen Bedenken haben, am besten auf Garnelen und Shrimps aus Asien zu verzichten und stattdessen zu Eismeergarnelen und Nordseekrabben zu greifen. Sie stammen nicht aus Zuchtbetrieben, sondern aus der Meeresfischerei und sind bislang nicht durch Antibiotika belastet.

## Vorgeschriebene Kennzeichnung von Fisch & Co.

Ob frisch, gefroren oder geräuchert: Fisch- und Fischereierzeugnisse müssen bestimmte Angaben tragen. Ausgenommen von diesen Kennzeichnungsvorschriften sind panierte Fischerzeugnisse, Fischzubereitungen mit Saucen, Fischmarinaden und Dauerkonserven, Fischsalate, so genannte Schlemmerfilets und Kaviar.

Für alle anderen Fische und Fischerzeugnisse gilt: Außer den allgemein üblichen Pflichtangaben (siehe dazu Seite 76 ff.) muss der Händler oder Hersteller auch die Handelsbezeichnung (Fisch-, Krebs- oder Weichtierart), die Produktionsmethode (Meeres-, Binnenfischerei oder Aquakultur) und das Fanggebiet nennen. Bei Seefisch erfahren wir beispielsweise das Seegebiet, bei Süßwasserfisch und Fisch aus Aquakultur das Land der Binnenfischerei oder der Aufzucht. Manche Verbraucherschutzexperten raten generell, Fisch aus Aquakultur eher zu meiden und bevorzugt zu magerem Hochseefisch zu greifen, um mögliche Rückstandsbelastungen weitgehend zu umgehen.

## Siegel für umweltverträglich gefangenen Fisch

Während an den Plänen für eine Öko-Zertifizierung von Fisch noch gearbeitet wird, gründeten bereits vor einigen Jahren die internationale Umweltschutzorganisation World

Wildlife Fund (WWF) und der Fischgroßverarbeiter Unilever den Marine Stewardship Council (MSC). Inzwischen ist der MCS eine unabhängige, weltweit arbeitende Organisation. Derzeit führen in Deutschland fünf Firmen Fischprodukte mit dem MSC-Siegel: Iglo, Frosta, Friedrichs, Mare und Metro. Das Siegel soll dazu beitragen, durch verantwortungsvolle Fischerei die Bestände und die Meeresumwelt zu schonen. Die Kennzeichnung ist freiwillig und an die Einhaltung spezieller Kriterien gebunden. Unabhängige Zertifizierungsunternehmen überprüfen die folgenden Kriterien:

- Die Fischerei muss so gestaltet sein, dass Überfischung und Erschöpfung der Bestände vermieden werden. Die Bestände müssen sich nachhaltig erholen, die Fischerei darf die Zusammensetzung der Bestände nach Geschlecht, Alter und genetischer Ausstattung nicht verändern.
- Beim Fang dürfen Struktur, Produktivität, Vielfalt und Funktionen des Meeres nicht beeinträchtigt und die natürlichen Beziehungen zwischen den Arten sowie die biologische Vielfalt nicht gefährdet werden.
- Jeder beteiligte Fischereibetrieb muss ein eigens entwickeltes, speziell angepasstes Managementsystem nachweisen, in dem lokale, nationale und internationale Gesetze und Richtlinien berücksichtigt sind.
- Die Betriebe müssen mit regelmäßigen und auch unangekündigten Kontrollen durch die vom MSC engagierten unabhängigen Prüfinstitute einverstanden sein.

## Wie gesund ist pflanzliche Kost?

Dass Gemüse gesund ist, weiß jedes Kind. Man muss nicht gleich zum Vegetarier werden, aber Gemüse gehört auf jeden Fall regelmäßig und reichlich auf den Tisch, denn es liefert außer wichtigen Vitaminen, die das Immunsystem unterstützen, auch Ballaststoffe. All diese Nährstoffe helfen dem Körper dabei, gesund zu bleiben. Auch die natürlichen Farbstoffe, die so genannten Flavonoide, die das Gemüse so appetitlich grün, rot oder gelb machen, tragen dazu bei. Diese biologisch aktiven Substanzen sowie die bereits erwähnten Antioxidantien unterstützen den Organismus dabei, mit freien Radikalen (siehe Seite 94) und Schadstoffen besser fertig zu werden.

## »Fünf am Tag«

Die berühmte Regel »Fünf am Tag« – gemeint sind fünf Portionen Obst und Gemüse – hat ihren Sinn. Dennoch schaffen weniger als 20 Prozent von uns diese fünf Portionen. Dabei hat eine japanische Langzeitstudie ergeben: Der Zusammenhang zwischen reichlichem Obst- und Gemüseverzehr und dem Auftreten bestimmter Erkrankungen ist noch viel größer, als bisher vermutet wurde. Die Forscher beobachteten die Essgewohnheiten von über 265 000 Japanern über 17 Jahre hinweg und verzeichneten alle Krankheits- und Todesfälle. Das Ergebnis: Studienteilnehmer, die nicht tranken und rauchten und mehrmals täglich Gemüse aßen, lebten durchschnittlich zehn bis 15 Jahre länger. Die Sterblichkeitsrate für Herz-Kreislauf-Erkrankungen lag rund 54 Prozent, die für Krebs sogar etwa 60 Prozent niedriger als bei Gemüsemuffeln.

Grundsätzlich gilt: Alle Früchte und Gemüse wirken sich positiv auf unsere Gesundheit aus. Einige Sorten sind aber echte Stars, die unseren Abwehrkräften richtig Power geben, wie beispielsweise Äpfel, Kiwis, Paprikaschoten, Knoblauch und Kartoffeln. Das liegt an ihrem überdurchschnittlichen Gehalt an Vitaminen, Mineralstoffen und so genannten sekundären Pflanzenstoffen.

Die rund 20 000 verschiedenen sekundären Pflanzenstoffe, von Experten kurz SPS genannt, galten bis vor 25 Jahren als nutzlos, manche wurden sogar für »antinutritiv«, also für schädlich gehalten. Nur ein kleiner Teil von ihnen ist inzwischen erforscht – genug jedoch, um zu zeigen: Pflanzenstoffe besitzen erheblich mehr Vorzüge als nur die, pflanzlichen Lebensmitteln Farbe, Geruch und Geschmack zu geben. Längst steht fest, dass sie das Immunsystem unterstützen. Neuere Studien ergaben, dass einige der nützlichen Pflanzenstoffe unsere Zellen besser vor Schäden schützen als beispielsweise die Vitamine C und E.

## SPS – Wundermittel aus der Natur

Sekundäre Pflanzenstoffen erfüllen viele unterschiedliche Aufgaben im Stoffwechsel:

- **Phytoöstrogene (Isoflavonoide)** Die natürlichen pflanzlichen Hormone stecken vor allem in Sojabohnen, Kohl, Gerste, Weizen und Leinsamen.
- **Saponine** Sie trainieren das Immunsystem und steigern die Produktion wichtiger Immunzellen. Besonders reichlich enthalten sind Saponine in Hülsenfrüchten und Körnern wie etwa Quinoa (einer wohlschmeckenden Getreideart) sowie in Spargel.
- **Phytosterine** Hierbei handelt es sich um natürliche Hormonbausteine, die vor allem in Nüssen, Sonnenblumenkernen, Sesam und kaltgepressten Pflanzenölen vorkommen.
- **Sulfide** Dies sind schwefelhaltige Stoffe in Knoblauch, Zwiebeln und Porree (Lauch). Sie tun vor allem unserer Darmflora (der natürlichen Keimbesiedelung) gut.
- **Terpene** Einige dieser wohlriechenden und wohlschmeckenden ätherischen Öle entspannen zum Beispiel die Muskulatur des Verdauungstrakts, andere, wie etwa die Terpene aus Thymian, Fenchel und Kümmel, vertreiben Blähungen.

### Verarbeitungstipp

Für biologisch aktive Substanzen gilt Ähnliches wie für Vitamine: Sie benötigen eine schonende Behandlung. Also: Gemüse nur kurz waschen, nicht lange herumstehen lassen, sondern direkt vor dem Essen zerkleinern. Dünsten oder dämpfen Sie Gemüse am besten mit wenig Flüssigkeit im geschlossenen Topf, so bleiben die wertvollen Stoffe optimal erhalten. Wo immer möglich, sollten Sie die Schale mitessen.

## Schadstoffe in Obst und Gemüse

So gesund grundsätzlich grüne Kost für uns ist – leider kann sie zur Belastung für den Körper werden. Vor allem Obst und Gemüse aus Treibhäusern ist betroffen, denn zum Gedeihen braucht es nicht nur Wärme, sondern auch Düngemittel und Pestizide. Die notwendigen Mengen, die dem Grünzeug auch außerhalb der Saison zu imposanter Größe und appetitlichem Aussehen verhelfen, sind so groß, dass selbst nach gründlichem Waschen oft immer noch reichlich Chemie mit auf den Teller wandert.

Verbraucher- und Umweltschutzorganisationen warnen, dass die EU-Grenzwerte für Pestizidrückstände auf Obst und Gemüse zum Teil erheblich überschritten werden – obwohl die Grenzwerte durchaus hoch liegen. Erschwerend kommt hinzu, dass viele Obst- und Gemüsebauern zu einem (durchaus legalen) Trick greifen, um die Grenzwerte nicht zu überschreiten: Da die Lebensmittelkontrolleure immer nur den jeweiligen Grenzwert für einen Wirkstoff prüfen, werden zunehmend »Cocktails« aus verschiedenen Pestiziden eingesetzt. Untersuchungen ergaben, dass rund 75 Prozent des herkömmlich angebauten Obstes und Gemüses Pestizidrückstände aufweisen, während Bio-Ware es nur auf etwa sieben Prozent bringt.

Nicht nur Umwelt- und Verbraucherschutzorganisationen warnen daher vor belastetem Gemüse und Obst; selbst die EU-Kommission schließt mittlerweile Gesundheitsschäden nicht mehr aus. Doch man kann sich vor einer möglichen Gesundheitsbelastung schützen – und das eigentlich ganz einfach: Kaum ein Risiko geht ein, wer Früchte und Gemüse nach Jahreszeit kauft, denn was Saison hat, wächst weitgehend natürlich und ohne Düngemittel oder Pestizide. Wenn Sie Wert auf schadstoffarme Kost legen, sollten Sie also besser auf Erdbeeren, Kopfsalat oder Auberginen im Winter verzichten. Soll es trotzdem einmal ein typisches Sommergemüse auch zur kalten Jahreszeit sein, greifen Sie am besten zu Bio-Kost mit dem Bio-Siegel (siehe auch Seite 130).

## Schadstoff hausgemacht: Schimmelpilze

Wer aus Sparsamkeit oder Unwissen angeschimmelte Lebensmittel isst, lebt riskant. Nur mit wenigen Ausnahmen gehört »Verpilztes« in den Mülleimer. Bei Hartkäse können Gesunde leichten Schimmel großzügig entfernen und den Käse dann möglichst zügig verbrauchen. In allen anderen Fällen, zum Beispiel bei Milchprodukten, Obst, Gemüse, Säften und Wurst, bleibt nur Wegwerfen.

Um Schimmelpilzen das Leben möglichst schwer zu machen, hilft das Auswischen von Brotbehältern und Kühlschrank mit Essig. Lagern Sie Lebensmittel so kühl und trocken wie möglich, denn Schimmelpilze lieben wie alle Pilze Feuchtigkeit und Wärme. Im Sommer macht es Sinn, auch Brot im Kühlschrank aufzuheben, weil es sonst zu leicht schimmelt.

Lassen Sie grundsätzlich keine Lebensmittel länger als nötig offen herumstehen. In der Luft lauern vor allem bei warmer Witterung neben Schimmelpilzen auch wilde Hefen. Decken Sie Schüsseln, Platten und andere Aufbewahrungsbehälter immer mit Folie oder einem passenden Deckel ab, damit die Schmarotzer nicht an den Inhalt gelangen.

Bei einigen Nüssen, vor allem bei Pistazien aus dem Iran, besteht ein erhöhtes Risiko für die Entstehung von Aflatoxinen (Pilzgifte), auch Para- und Haselnüsse sowie Erdnüsse ohne Schale können betroffen sein. Prüfen Sie gerade bei diesen Sorten sehr kritisch, ob sie »muffig« riechen, verfärbt sind oder bitter schmecken. Verdächtige Exemplare werfen Sie besser weg. Füllen Sie einmal geöffnete Packungen in luftdicht verschließbare Behälter um.

## Kartoffeln – die nährstoffreichen Alleskönner

Gehören Sie auch zu denjenigen, die immer noch glauben, Kartoffeln seien Dickmacher? Dabei stimmt genau das Gegenteil: Die braunen Knollen liefern kaum Kalorien und vor allem kein Fett. Dafür machen sie mit ihrem Ballaststoff- und Stärkegehalt lange satt. Übrigens liegt die Eiweißqualität von Kartoffeln höher als die von Schnitzel oder Steak, wenn man die Knollen mit Milchprodukten oder Eiern serviert. Weshalb die beliebte Kombination von Bratkartoffeln mit Spiegelei oder Kartoffelpüree mit Rührei auch gesundheitlich unschlagbar ist. Dazu liefern Kartoffeln reichlich Vitamin C, B-Vitamine und Kalium. Das Beste: Kartoffeln lassen sich auf vielerlei Weise zubereiten, kosten immer noch relativ wenig, sind leicht verdaulich und selbst für Menschen mit Lebensmittelallergien in aller Regel gut verträglich.

## Schadstoffe in Kartoffeln

Ob Sie Bio-Kartoffeln oder Knollen aus herkömmlichem Anbau bevorzugen, ist nicht nur eine Geschmacks- und Preisfrage, denn bei Kartoffeln aus ökologischem Anbau ist generell die geringste Schadstoffbelastung zu erwarten.

### Solanin

In jedem Fall gilt: Kaufen Sie lichtgeschützte Ware in Papierbeuteln oder aus abgedunkelten Behältern. Kartoffeln mit großen grünen Stellen oder Knollen, die ganz grün sind, sollten Sie lieber wegwerfen, denn das Grüne enthält zu viel so genanntes Solanin. Diese giftige, schwer lösliche und leicht bitter schmeckende Substanz bildet sich durch Lichteinwirkung in Nachtschattengewächsen, zu denen Kartoffeln wie auch Tomaten zählen. Solanin wird durch Hitze nicht zerstört und da es ins Kochwasser übergeht, schüttet man es am besten grundsätzlich weg, Haben die Kartoffeln lediglich wenige kleine grüne Stellen, genügt großzügiges Abschneiden. Dunkle, lichtgeschützte Lagerung der Kartoffeln empfiehlt sich auch im Haushalt – wer keinen Keller hat, hält die Knollen am besten im Gemüsefach des Kühlschranks frisch.

### Acrylamid

Die chemische Verbindung Acrylamid steckt vermutlich schon seit Jahrtausenden in vielen Nahrungsmitteln, wurde aber erst vor wenigen Jahren als problematisch erkannt.

Tierversuche ergaben, dass der Stoff eventuell Krebs erregend und schädigend auf das Erbgut wirkt; ob das Risiko durch diesen Stoff auch für Menschen steigt, wird derzeit noch erforscht. Dennoch raten Experten, die Aufnahme von Acrylamid so niedrig wie möglich zu halten. Vor allem beim Zubereiten von Kartoffeln und beim Einkauf von Kartoffelprodukten ist daher Vorsicht geboten. Acrylamid bildet sich bei Temperaturen von über 100 °C, also vor allem beim Backen, Braten, Grillen und Frittieren, aus Zucker- und Eiweißbausteinen.

Am meisten Acrylamid entsteht, wenn Asparagin (ein Eiweißbaustein, der vor allem in Kartoffeln und Mehl enthalten ist) und Zucker in größeren Mengen in einem Lebensmittel vorkommen, wenig Wasser vorhanden ist und die Zubereitungstemperatur über 120 °C liegt. Fachleute empfehlen daher, Kartoffelprodukte wie Pommes frites, Kartoffelchips und Bratkartoffeln möglichst selten zu genießen – das gilt sowohl für Fertigprodukte als auch für zu Hause hergestellte Gerichte.

Ganz verzichten muss man aber nicht auf seine Leibgerichte – wer die folgenden Tipps befolgt, hält die Belastung durch Acrylamid auf jeden Fall gering:

- Braten Sie Kartoffeln und Kartoffelprodukte bei mittleren Temperaturen und verwenden Sie möglichst nur gekochte Kartoffeln. Rohe Kartoffeln sollten Sie vor dem Braten ein bis zwei Stunden lang wässern und anschließend gut trockentupfen.
- Kartoffeln sollte man am besten nicht frittieren. Weichen Sie für Pommes frites auf so genannte Backofen-Pommes aus und backen Sie sie bei maximal 200 °C – Backpapier verhindert dabei die problematische starke Bräunung.
- Da Acrylamid sich besonders an den Randschichten bildet, gibt man besser dickeren als dünnen Pommes frites den Vorzug. Achten Sie darauf, dass die Kartoffelstäbchen gleichmäßig auf dem Blech verteilt sind; auch Austrocknen führt zu vermehrter Bildung von Acrylamid.

▶ Grundsätzlich gilt für Kartoffeln und Kartoffelgerichte: nie scharf anbraten und zu starkes Bräunen vermeiden. Sind sie goldbraun, gehen Sie auf Nummer sicher; dunkles Braun oder gar Schwarz bedeutet eine hohe Acrylamidbelastung.

**Nitrat**

Wie bei Gemüse kann auch bei Kartoffeln das Düngen mit chemischen Mitteln zum Gesundheitsproblem werden. Dabei speichern die Knollen Nitrat, das vom Körper unter bestimmten Bedingungen in Nitrit umgewandelt und in Verbindung mit Eiweiß Krebs erzeugende Nitrosamine bilden kann (siehe dazu auch Seite 24). Die Weltgesundheitsorganisation (WHO) hat daher eine maximal tolerierbare Nitrataufnahme von 3,65 Milligramm pro Kilogramm Körpergewicht und Tag festgelegt.

### Geringe Nitratbelastung bei Bio-Kartoffeln

Eine Untersuchung des Umweltinstituts München hat folgende Ergebnisse erbracht: Je nach Anbauweise, Jahreszeit und verwendetem Dünger kann der Nitratgehalt in Kartoffeln zwischen 50 und 315 Milligramm pro Kilogramm betragen.
Das Fazit der Forscher: Am besten schneiden auch in Sachen Nitrat Kartoffeln aus biologischem Anbau ab.

## Warum Getreide so wertvoll ist

Ob Roggen, Weizen, Hafer oder Gerste – ein Leben ohne Getreide ist eigentlich kaum vorstellbar. Seit Jahrtausenden ernähren sich die Menschen von den gehaltvollen Körnern. Brot und Getreidegrützen hielten im Mittelalter und noch lange danach überwiegend die Leute am Leben: Fleisch kam, außer bei den Reichen, fast nie auf den Tisch, was – wie wir heute wissen – für die Gesundheit unbedingt von Vorteil war. Denn im vollen Korn stecken neben wichtigen Mineralstoffen auch reichlich Kohlenhydrate sowie wertvolle Ballaststoffe.

Der Hauptvorteil von Vollkornballaststoffen: Sie füllen den Bauch nachhaltig und regulieren den Blutzuckerspiegel, weshalb sie auch Übergewichtigen und Diabeteskranken gut tun. Der Nahrungsbrei passiert mithilfe der Ballaststoffe den Darm schneller, was dem Körper die Verdauungsarbeit erleichtert und den Verbleib von eventuellen Gift- und Schadstoffen im Körper verkürzt. All das gilt ebenso für Getreideprodukte wie Mehl, Flocken, Schrot oder Grütze – allerdings vorwiegend für diejenigen aus vollem Korn.

Es lohnt sich, bei Getreide und auch bei Vollkornmehl nicht zu sparen: Für Marken- und Bio-Getreide oder -mehl entfernen der Müller oder der Hersteller Verunreinigungen und Ungeziefer nämlich besonders sorgfältig. Da ganze Getreidekörner und Vollkornmehl wegen des hohen Gehalts an Keimöl relativ schnell verderben, kauft man übrigens besser nur kleine Mengen, die man auch gleich verbrauchen kann. Eine große Auswahl an Vollkornmehlen finden Sie in Reformhäusern und Naturkostläden. Dort können Sie sich Ihr Wunschmehl sogar häufig frisch mahlen lassen.

## Bio-Lebensmittel erobern den Markt

Lange galten Menschen, die bevorzugt Lebensmittel aus ökologischem Anbau kauften, als Außenseiter und wurden als »Ökos« bespöttelt. Doch wer zuletzt lacht, lacht bekanntlich am besten: Angesichts von Lebensmittelskandalen und Negativschlagzeilen greifen inzwischen immer mehr Verbraucher zu Bio-Produkten. Wie der Bund Ökologische Lebensmittelwirtschaft mitteilte, wuchs allein im Jahr 2005 der Umsatz mit Bio-Lebensmitteln um 15 Prozent auf etwa vier Milliarden Euro. Mit einem Anteil von 30 Prozent steht der deutsche Bio-Markt an erster Stelle innerhalb der EU. Das Statistische Bundesamt meldete für Ende 2005 insgesamt 20 909 deutsche Unternehmen, die biologische Lebensmittel produzieren, verarbeiten oder importieren. Die meisten davon haben ihren Standort in Bayern und Baden-Württemberg (jeweils etwa 5700).

### »Bio« boomt

Untrügliches Anzeichen für die ständig steigende Nachfrage ist die Tatsache, dass Bio-Lebensmittel längst nicht mehr nur in Naturkostläden und auf speziellen Wochenmärkten zu haben sind, auch große Supermärkte und Lebensmitteldiscounter haben Bio-Produkte in ihrem Sortiment. Meist sind das eigene Marken – mit dem Vorteil für bewusste Verbraucher, dass die Preise für Lebensmittel aus biologischem Anbau auch für Wenigverdiener immer erschwinglicher werden.

## Ist Bio drin, wo »Bio« draufsteht?

Bis vor wenigen Jahren misstrauten viele Verbraucher durchaus zu Recht der Aufschrift »Bio« oder »Öko«, denn die Begriffe waren nicht gesetzlich geschützt. Sicher gab es seriöse Anbauverbände wie zum Beispiel Demeter, Bioland oder Naturland, bei denen auf ökologische Qualität Verlass war. Doch immer wieder nutzten auch schwarze Schafe unberechtigt diese ungeschützten Bezeichnungen für Produkte, die den Regeln für ökologischen Anbau nicht entsprachen.

### Das Bio-Siegel

Inzwischen jedoch ist solcher Missbrauch praktisch ausgeschlossen – wo Bio draufsteht, muss auch Bio drin sein. Das noch relativ neue staatliche Bio-Siegel bürgt für Einhaltung aller vorgeschriebenen Kriterien, die ein Bio-Lebensmittel erfüllen muss. Das Siegel ist markenrechtlich beim Deutschen Patent- und Markenamt geschützt; bei Missbrauch zieht das Bundesministerium für Ernährung, Landwirtschaft und Verbraucherschutz (BMELV) nicht nur die unrechtmäßig mit dem Siegel versehenen Produkte ein, sondern kann die betreffenden Firmen strafrechtlich belangen. Bei Ordnungswidrigkeiten drohen schwarzen Schafen zusätzlich Geldbußen von bis zu 30000 Euro.

Auch Verbraucherinitiativen ermuntern daher zu Vertrauen in Lebensmittel mit dem staatlichen Bio-Siegel. Das Angebot solcher Produkte wächst stetig: Anfang 2006 waren beim BMELV rund 1520 Firmen registriert, die das Bio-Siegel für knapp 31000 Produkte nutzen. Jeden Tag kommen etwa 20 neue Produkte hinzu.

Echt und Garant für Bio-Qualität ist das Bio-Siegel nur dann, wenn es den gesetzlichen Vorgaben des BMELV entspricht: Es muss gut sichtbar auf der Verpackung aufgedruckt sein und für die Größe und das Aussehen bestehen feste Regeln:

- Das Siegel muss mindestens 10 und maximal 33 Millimeter breit sein. Bei Maximalbreite darf die Schriftgröße der Aufschrift »Bio« im Siegel nicht größer als 60 Prozent des Schriftzuges der Produktbezeichnung sein.
- Das Bio-Siegel muss grundsätzlich vierfarbig gedruckt sein: Es hat einen weißen Grund und eine weiße Kontur in der gleichen Stärke wie der grüne Rahmen. Die weiße Kontur ist ein fester Bestandteil des Bio-Siegels.
- Unter dem Schriftzug steht »nach EG-Öko-Verordnung«, eventuell auch in einer anderen Sprache, wenn das Produkt aus einem nicht deutschsprachigen EU-Mitgliedsstaat kommt.

## Wer das Bio-Siegel nutzen darf

Hersteller, die ihre Produkte mit dem Bio-Siegel schmücken wollen, müssen die Zulassung bei der Bundesanstalt für Landwirtschaft und Ernährung (BLE) beantragen. Grundlage von Erzeugung, Verarbeitung und Import von Bio-Lebensmitteln ist die so genannte EG-Öko-Verordnung über den Ökologischen Landbau und die entsprechende Kennzeichnung der landwirtschaftlichen Erzeugnisse und Lebensmittel. Das bedeutet: Jedes Lebensmittel, das in Deutschland als »Bio«, »Öko«, »biologisch« oder

## »Öko« oder »Bio« – gibt es einen Unterschied?

Die Bezeichnungen »Bio« oder »Öko« meinen das Gleiche: Erzeugung und Verarbeitung erfolgen nach den gesetzlichen Verordnungen für den ökologischen Landbau. Die Begriffe sind geschützt und austauschbar. Das Gleiche gilt für »biologisch« und »ökologisch«, »kontrolliert biologisch« und »ökologisch« sowie »aus biologischem« und »aus ökologischem Landbau«.
Nicht gesetzlich geschützt und daher auch nicht zuverlässig sind dagegen Begriffe wie »integrierter Landbau«, »aus kontrolliertem Vertragsanbau«, »umweltschonend«, »extensiv«, »naturnah«, »unbehandelt« oder »kontrolliert«. Diese haben mit Produktion und Verarbeitung nach den Richtlinien des ökologischen Landbaus nicht unbedingt etwas zu tun und sagen nichts über die tatsächliche Bio-Qualität aus.

»ökologisch« bezeichnet und vermarktet wird, muss den gesetzlichen Vorgaben entsprechen. Konkret bedeutet das nach der EG-Öko-Verordnung:

- Ackerbau und Tierhaltung müssen sich weitgehend ergänzen: Die Pflanzen liefern das Futter für die Tiere, die Tiere liefern wiederum den Dünger für die Felder. So weit wie möglich muss das Tierfutter aus eigener Herstellung stammen; nur in Ausnahmefällen darf Futter aus ökologischer Erzeugung zugekauft werden.
- Tiere müssen artgerecht gehalten werden: Genügend Auslauf im Freien und ein gesundes Stallklima sind vorgeschrieben, wachstumsfördernde Futterzusätze wie Antibiotika und Hormone sind verboten.
- Im Gemüse-, Getreide- und Obstanbau sind chemisch-synthetische Düngemittel sowie Pflanzenschutz-, Lagerschutz- und Reifemittel verboten.
- Zur Erhaltung der Bodenfruchtbarkeit müssen Bio-Bauern organischen Dünger verwenden, den sie im eigenen Betrieb erzeugen. Der Einsatz von Mist und Gülle aus

ökologischer Tierhaltung ist nur bis zu einer bestimmten festgesetzten Höchstmenge erlaubt.

▶ Rohstoffe und Betriebsmittel müssen energiesparend eingesetzt werden.

▶ In der gesamten ökologischen Landwirtschaft sind genmanipulierte Tiere und Pflanzen verboten. Lebensmittel dürfen weder mit gentechnischen Verfahren hergestellt noch mit Rohstoffen verarbeitet sein, die gentechnisch behandelt wurden.

## Warum Bio-Produkte mehr kosten

Bio-Produkte gibt es zwar inzwischen auch zu erschwinglichen Preisen – die alte Regel, dass »Bio« im Durchschnitt doppelt so viel kostet wie konventionell, stimmt so nicht mehr. Dennoch müssen wir für Bio-Lebensmittel immer noch etwas tiefer in die Tasche greifen. Das hat gute, nachvollziehbare Gründe und lohnt sich, denn dafür stimmt die Qualität.

▶ **Artgerechte Haltung und Verzicht auf Chemie** Ein Bio-Bauer erntet im Vergleich zu seinem Kollegen, der mit Chemie arbeitet, nur etwa die Hälfte an Obst und Gemüse. Denn er verzichtet auf den Einsatz von mineralischem Stickstoffdünger und chemischen Pflanzenschutzmitteln, was seinen Ertrag minimiert. Auch bei Schlachtvieh verdient der Bio-Landwirt weniger, da Massentierhaltung tabu ist und die ökologische Haltungsform erheblich mehr Arbeit macht (beispielsweise durch Einstreu in den Ställen statt Spaltenböden).

▶ **Lückenlose Kontrolle und Sorgfalt** Dass auch tatsächlich »Bio" drin ist, wo »Bio« draufsteht, garantieren aufwändige, lückenlose Kontrollen bei der Erzeugung und Verarbeitung von Bio-Lebensmitteln. Auch die Trennung von herkömmlichen Produkten im Transport, in der Verarbeitung und Lagerung, um eine Vermischung auszuschließen, kosten Geld.

▶ **Verzicht auf Zusatz- und Hilfsstoffe** Der Einsatz natürlicher und hochwertiger Zutaten verursacht teilweise hohe

Zusatzkosten. Auch die Verarbeitung nach ökologischen Gesichtspunkten kostet: Besondere Rezepturen sind notwendig, mehr Personal muss eingestellt werden, Handarbeit ersetzt häufig Maschinen.

## Kontrollen bei Erzeugern, Verarbeitern und Handel

Die Grundsätze nach der EG-Öko-Verordnung sind Mindestanforderungen, zu deren Einhaltung jeder Bio-Landwirt verpflichtet ist. Regelmäßige Kontrollen sind vorgeschrieben und müssen von Bio-Landwirten jederzeit akzeptiert werden. Die Kontrolleure prüfen und protokollieren dabei die Einhaltung der gesetzlichen Bestimmungen, beispielsweise einen eventuellen Einsatz verbotener Mineraldünger und Pflanzenschutzmittel. Bei einem Verdacht auf Verstoß gegen die Regeln nehmen die Prüfer Rückstandsproben aus dem Boden und von den erzeugten Produkten.

Ist ein Erzeugerbetrieb einem Verband des ökologischen Landbaus angeschlossen, prüfen Kontrolleure nicht nur die Einhaltung der Vorschriften der EU-Verordnung, sondern außerdem auch die Einhaltung der Verbandsrichtlinien, deren Kriterien oft noch strenger sind.

### Kontrolle und Überwachung

In Deutschland gibt es derzeit über 20 staatlich zugelassene Öko-Kontrollstellen (siehe Adressen Seite 152 ff.). Diese privaten Dienstleister, die im Wettbewerb stehen, sind in der Regel bundesweit tätig und führen das Kontrollverfahren nach der EG-Öko-Verordnung durch. Die meisten Kontrollstellen sind Mitglied bei einem der beiden Dachverbände: Konferenz der Kontrollstellen (KdK) und Arbeitsgemeinschaft der Kontrollstellen Deutschlands (AgK). Für die Zulassung einer Kontrollstelle ist die Bundesanstalt für Landwirtschaft und Ernährung (BLE) zuständig. Bei der Zulassung erhält die Öko-Kontrollstelle eine Codenummer (DE-XXXÖko-Kontrollstelle).

## Bio-Qualität und Kontrollen in Österreich

Für Bio-Lebensmittel aus Österreich gelten ähnliche Bestimmungen wie in Deutschland. Vorgeschrieben ist ein von den Bio-Verbänden unabhängiges Kontrollsystem für alle Bio-Bauern, Händler, Verarbeiter und Vermarkter. Die Bio-Kontrollen werden durch staatlich autorisierte Prüfstellen oder von der österreichischen Lebensmittelbehörde mindestens einmal pro Jahr durchgeführt und müssen von den Bauern und Verarbeitern selbst bezahlt werden.
Kontrolliert wird unangemeldet direkt – beispielsweise am Hof, in der Molkerei, beim Bäcker oder beim Metzger. Geprüft wird die Einhaltung sämtlicher gesetzlicher Richtlinien der EU-Verordnung 2092/91 und des österreichischen Lebensmittelkodex. Ist der Landwirt Mitglied eines der österreichischen Bio-Verbände, wird er auch auf Einhaltung der meist noch strengeren Verbandsrichtlinien begutachtet. Bei Verstößen drohen eine Verwarnung oder eventuell auch die Aberkennung des Bio-Status und die Rückzahlung von Fördermitteln.
Wie in Deutschland auch, führen staatlich zugelassene, unabhängige Öko-Kontrollstellen die Überprüfungen durch (siehe Adressen Seite 154 ff.).

Doch nicht nur die Erzeuger von Bio-Lebensmitteln, sondern auch verarbeitende Betriebe wie Bäckereien oder Metzgereien müssen mit regelmäßigen Kontrollen und unangekündigten Überprüfungen rechnen. Auf Einhaltung der EG-Öko-Richtlinien überprüfen die Kontrolleure dabei nicht nur die Lebensmittel selbst, sondern auch die dafür verwendeten Rohstoffe wie beispielsweise Getreide oder Gewürze. Verarbeitungsräume, Lager, Verkaufsräume werden ebenso begutachtet wie die betriebliche Dokumentation und die Produktkennzeichnungen. Alle kontrollpflichtigen Unternehmen werden mindestens einmal jährlich kontrolliert, zusätzlich finden »Überraschungsbesuche« statt.

## Vorgeschriebene Kennzeichnung von Bio-Produkten

Auf jedem verpackten Bio-Produkt aus Ländern der EU müssen der Name und/oder die Nummer der Kontrollbehörde oder der Öko-Kontrollstelle sichtbar sein. Diesen Hinweis findet man als Code in der Regel in unmittelbarer Nähe der Zutatenliste.

Beispiel: »DE-003-Öko-Kontrollstelle« – DE steht hier für Deutschland, die Ziffer für die Kontrollstelle, in diesem Fall in Offenburg.

In anderen EU-Ländern verwendet man statt der Ziffern auch teilweise Buchstaben für die Kontrollstellen:

- österreichische Produkte: AT-N-01-BIO
- italienische Produkte: IT_AIB
- französische Produkte: FR-AB01
- holländische Produkte: NL01 bzw. SKAL

Bei unverpackter Ware, zum Beispiel auf Wochenmärkten, muss der Verkäufer die Kontrollstellennummer nennen können.

### Sind Bio-Produkte zu 100 Prozent schadstofffrei?

Eine hundertprozentige Garantie für absolute Rückstandsfreiheit kann selbst der gewissenhafteste Bio-Landwirt nicht bieten. Schließlich hat er kaum oder gar keinen Einfluss auf Umweltbedingungen außerhalb seines Betriebes. Schadstoffe wie zum Beispiel Schwermetalle in Luft und Wasser sind nicht zu vermeiden und können in geringen Mengen auch in Bio-Lebensmitteln vorkommen. Doch trägt einerseits die ökologische Landwirtschaft selbst langfristig zu einer Reduzierung der Umweltbelastung bei, andererseits sind Bio-Nahrungsmittel zumindest frei von vermeidbaren Schadstoffen wie Pflanzenschutz- oder Düngemittelrückstanden. Bio-Lebensmittel enthalten also im Durchschnitt schon aufgrund ihrer besonderen Anbau- und Herstellungsmethode generell weniger Schadstoffe.

## Freiwillige Kennzeichnung von Bio-Produkten

Zusätzlich dürfen Hersteller Bio-Produkte mit anderen Gütesiegeln leichter erkennbar machen. Erlaubt ist außer dem Bio-Siegel auch das EU-Logo, das für europäische Erzeugnisse verwendet werden darf, die den Anforderungen der EG-Öko-Verordnung entsprechen. Auch regionale Logos (»Öko-Qualität garantiert«) sind zugelassen.

Darüber hinaus können die acht in Deutschland zugelassenen Öko-Anbauverbände (Biokreis, Bioland, Biopark, Demeter, Ecoland, Ecovin, Gäa und Naturland) ihre Produkte mit eigenen Labels kennzeichnen. Dadurch verpflichten sie sich, zusätzlich zur Einhaltung der EG-Öko-Verordnung auch die jeweiligen Verbandsrichtlinien zu erfüllen.

Ähnlich strenge Regeln gelten auch für die österreichischen Bio-Verbände. Dies sind: Ökologischer Kreislauf, Kopra, Bio-Hofmarke, Freiland, Bio-Landwirtschaft Ennstal, Verein organisch-biologischer Landbau, Erde & Saat, Öko-Wirt, Demeter Österreich, Biologische Ackerfrüchte aus Österreich, ORBI, Bio Austria und Ernte für das Leben.

## Bio-Produkte vom Discounter

In fast allen Supermärkten, bei vielen Discountern und in den Lebensmittelabteilungen mancher Kaufhäuser und Drogeriemärkte gibt es inzwischen Bio- oder Öko-Produkte. Durch die Kennzeichnung mit eigenen Labels und dem Bio-Siegel kann man solche Produkte leicht von herkömmlichen unterscheiden.

Bei den auf Seite 132 aufgelisteten Eigenmarken von Handelsketten, Bio-Supermarktketten und Reformhäusern in Deutschland und Österreich kann man sich darauf verlassen, dass die EG-Öko-Richtlinien eingehalten wurden. All diese Produkte – einschließlich eigener Handelsmarken – unterliegen denselben gesetzlichen Richtlinien wie alle anderen Bio-Waren.

## Deutsche Bio-Marken im Supermarkt

| Bio-Markenname | Handelskette |
|---|---|
| Bio-Wertkost | Edeka, Neukauf, Marktkauf |
| Terra Pura | Globus |
| Grünes Land | Metro, Real, Allkauf, Extra, Comet, Multi-Center, Kaufhof |
| Bio Bio | Plus |
| Pro Natur | Spar, Eurospar, Intermarché, Netto, Einkauf 24 |
| Füllhorn | Rewe, Penny, HL, Minimal |
| Alnatura, herzberger (Backwaren), kff (Fleisch), tegut...bio | Tegut |
| Naturkind | Tengelmann, Kaiser´s |
| Bioblatt | Reformhäuser |

## Österreichische Bio-Marken im Supermarkt

| Bio-Markenname | Handelskette |
|---|---|
| bio+ | ADEG-, Contra-, Magnet- und ZEV-Filialen (Nah & Frisch, Unimarkt, Kastner, Kienast, Hornig, Wedl, Maximarkt) |
| Ja, Natürlich | Rewe (Billa, Merkur) |
| Natur pur | Spar |
| Bio Bio | Plus |
| natur aktiv | Hofer |
| Bioness | Lidl |

### Fertiggerichte – wirklich Bioqualität?

Auch wenn Puristen die Nase rümpfen – verarbeitete Lebensmittel sowie Fertiggerichte und Süßigkeiten können genauso »bio« sein wie Rohkost oder Getreide. Ob Pizza, Tütensuppe oder Pastasaucen: Kommen die Zutaten aus kontrolliertem ökologischem Anbau und entspricht auch die Verarbeitung allen gesetzlichen Richtlinien der EG-Öko-Verordnung, dürfen auch so genannte Convenience-Produkte das Bio-Siegel zu Recht tragen.

Die Kontrolleure der Kontrollstellen überprüfen selbstverständlich auch hier die Einhaltung der strengen Regeln:

Beispielsweise dürfen die Hersteller für Bio-Fertigprodukte nur bestimmte Zusatz- und Hilfsstoffe natürlicher Herkunft verwenden.

Ganz gleich, ob Tiefkühlprodukt, Konserve oder Trockenmischung: Süßstoffe, Stabilisatoren, künstliche Farb- und Konservierungsstoffe, Geschmacksverstärker und künstliche Aromen sind bei Fastfood mit dem Bio-Siegel genauso verboten wie bei anderen Öko-Produkten auch. Für Bio-Lebensmittel ist nur etwa ein Zehntel der für herkömmliche Produkte zugelassenen Zusatzstoffe erlaubt, die in einer Positiv-Liste aufgeführt sind – dazu gehören pflanzliche Verdickungsmittel, Backtriebmittel und Emulgatoren, ohne die sich bestimmte Produkte einfach nicht herstellen lassen. Vitamine und Mineralstoffen dürfen bei Bio-Lebensmitteln ausschließlich dann zugesetzt werden, wenn das Gesetz es verlangt (zum Beispiel bei Babynahrung).

## Wie sicher sind Importprodukte?

Allein aus heimischer Erzeugung kann auf die Dauer die ständig steigende Nachfrage nach Bio-Lebensmitteln kaum befriedigt werden. Produkte aus dem EU-Ausland sind daher auf dem Vormarsch – und können ebenso unbedenklich in den Einkaufskorb wandern wie ihre deutschen und österreichischen »Verwandten«. Solange sie das Bio-Siegel tragen, haben wir die Garantie dafür, dass auch Lebensmittel aus anderen Ländern der EU entsprechend der EG-Öko-Verordnung hergestellt wurden. Für Bio- oder Öko-Produkte aus Ländern, die nicht der EU angehören – den so genannten Drittländern –, gibt es spezielle Importbestimmungen und -kontrollen. Überprüft wird vor der Freigabe für den hiesigen Markt, ob die gesetzlichen Richtlinien des jeweiligen Landes denen der EG-Öko-Verordnung entsprechen und auch eingehalten wurden. Für die Zulassung und Genehmigung von Lebensmitteln aus Nicht-EU-Staaten ist die Bundesanstalt für Landwirtschaft und Ernährung (BLE) zuständig.

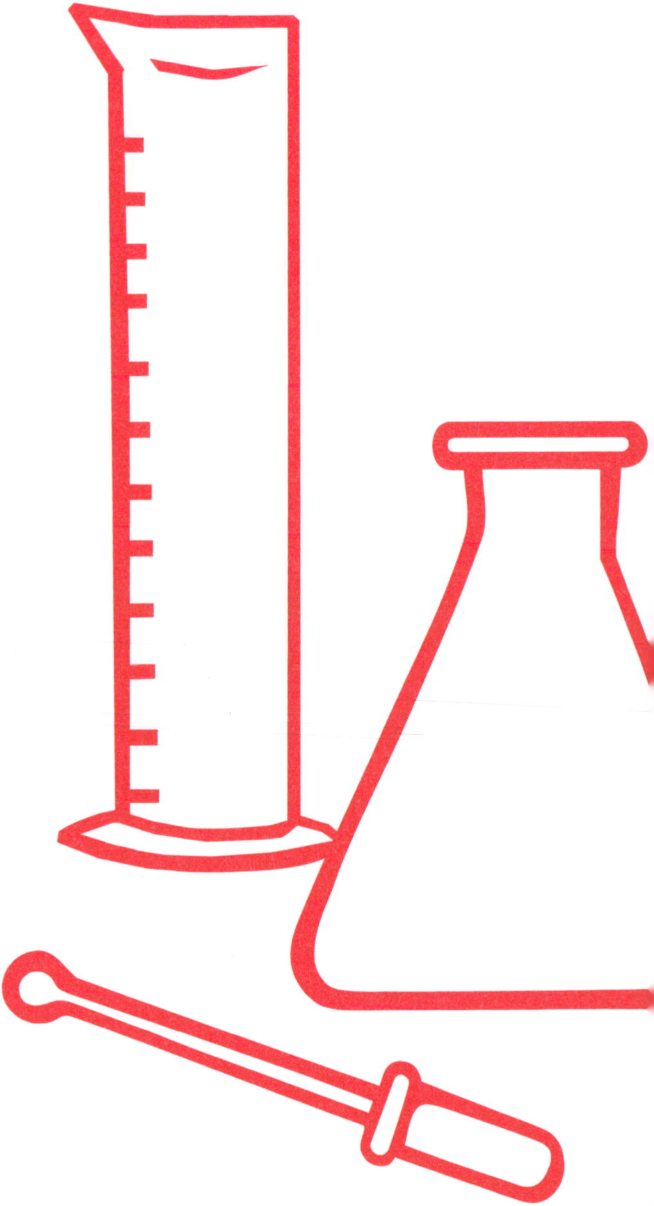

# Functional Food: Lebensmittel mit Zusatznutzen

Der noch relativ neue Trend, Lebensmittel durch den Zusatz von bioaktiven Stoffen aufzuwerten, ergibt Sinn. So genannte Pro- und Präbiotika, Omega-3-Fettsäuren und andere Stoffe können uns helfen, beim Essen noch mehr für den Erhalt unserer Gesundheit zu tun. Was die »funktionelle Nahrung« bringt und was nicht, erfahren Sie in diesem Kapitel.

## NÜTZLICHE STOFFE IN LEBENSMITTELN

Was »Functional Food« wirklich bedeutet, ist den wenigsten klar. Viele Verbraucher vermuten fälschlicherweise, es handele sich um einen reinen Modenamen. Man versteht unter diesem noch neuen Begriff einfach Nahrungsmittel, die durch Zugabe bestimmter Nährstoffe oder Zutaten spezifische gesundheitliche Vorteile bringen. Zu Deutsch heißen solche Produkte »funktionelle Lebensmittel«.

Was sie leisten sollten, definiert das Freiburger Öko-Institut folgendermaßen: Funktionelle Lebensmittel sollen dem Verbraucher einen zusätzlichen Nutzen bringen, der in der Verbesserung des Gesundheitszustands oder in einer Verringerung des Erkrankungsrisikos besteht. Zudem sollen sie den Erhalt eines angemessenen Körpergewichts unterstützen, die Regulierung des Blutzuckerspiegels erleichtern und darüber hinaus zur Regulierung der Bluttfettwerte beitragen.

### Japan als Vorreiter

Japaner stellen ganz konkrete und strenge Anforderungen an echtes Functional Food, bei ihnen ist diese »Muss-Liste« sogar Gesetz. Universitätsprofessoren haben einen Regelkatalog aufgestellt, den jedes funktionelle Lebensmittel in Japan zu erfüllen hat, um das FOSHU-Siegel (Abkürzung für: Foods Of Specified Health Use, zu Deutsch: Nahrungsmittel mit nachgewiesenem gesundheitlichem Nutzen) tragen zu dürfen. Entsprechend müssen funktionelle Lebensmittel

- auf Inhaltsstoffen natürlichen Ursprungs basieren und dürfen keine Kapseln, Tabletten, Pulver oder Puder sein;
- als Teil der täglichen Ernährung geeignet oder empfehlenswert sein;
- die Funktionen der Immunabwehr verbessern, spezifischen Krankheiten vorbeugen, beim Abheilen bestimmter Krankheiten unterstützend wirken, die Kontrolle von physischen und psychischen Beschwerden erleichtern und den Alterungsprozess verlangsamen.

## Was in Funktional Food enthalten ist

In Deutschland dürfen Hersteller für funktionelle Lebensmittel und ihren Zusatznutzen für unsere Gesundheit durchaus werben. Sie dürfen dabei aber keinerlei Heilungsversprechung machen. Erlaubt ist also zum Beispiel die (nachweisliche) Aussage »Fördert die Verdauung«, nicht jedoch die Angabe »Kann Verstopfung vorbeugen« oder »bei chronischer Verstopfung«. Unzulässig sind auch Hinweise wie »gegen Krebs« oder »Senkt das Herzinfarktrisiko« auf der Verpackung. Bei konkreten Werbeaussagen, auch im erlaubten Rahmen, muss der Hersteller in der Lage sein, die versprochene Wirkung zu belegen. Die Lebensmittelüberwachung überprüft in regelmäßigen Stichproben, ob die lebensmittelrechtlichen Vorschriften eingehalten werden.

Zu den funktionellen Lebensmitteln zählen also Produkte, denen man Vitamine, Mineralstoffe oder andere wichtige Nährstoffe zugesetzt hat, nicht aber Arzneimittel oder reine Nahrungsergänzungsmittel. Im Einzelnen gehören zu den derzeit in Functional Food eingesetzten Stoffen:

- Probiotika
- Präbiotika
- Antioxidantien
- Phytosterine
- Omega-3-Fettsäuren

Allen gemeinsam ist die Erfüllung selbst der strengen japanischen Voraussetzungen sowie ihre nachweisbare Unschädlichkeit. Allerdings kritisieren Verbraucherschützer, dass es Grenzgänger bei den funktionellen Lebensmitteln noch allzu leicht haben. Sie bemängeln beispielsweise, dass in vielen Fällen die Wirkungsweise trotzdem noch nicht hundertprozentig wissenschaftlich abgesichert sei und enormer Forschungsbedarf bestehe. Unklar sind bislang beispielsweise die Wechselwirkung von sekundären Pflanzenstoffen (siehe Seite 116 f.) mit Arzneimitteln oder anderen Lebensmittelinhaltsstoffen sowie auch die tatsächlich unschädlichen Höchstdosierungen. Auch das Fehlen einer EU-einheitlichen Definition – ähnlich der in Japan gültigen – halten Verbraucherschutzexperten für ein Manko.

## Probiotika: Bakterien, die gesund halten

Immer zahlreicher stehen sie im Kühlregal: Milchprodukte – vor allem Joghurts – mit der Aufschrift »probiotisch« oder »mit Probiotika«. Mal ehrlich: Wer weiß schon, was wirklich dahintersteckt? Ganz einfach: im Grunde so etwas wie gute alte Bekannte, nämlich Milchsäurebakterien.

Ob Joghurt, Sauerkraut, Käse, Sauerteigbrot, Oliven und milchsaure Gurken – schon seit Jahrhunderten verdanken sie ihre Haltbarkeit und auch den pikanten Geschmack den Milchsäurebakterien. Unsere Urgroßmütter konservierten beispielsweise Gemüse, indem sie es mit Salz zum Gären brachten. Bei dieser Methode erzeugen »wilde« Milchsäurebakterien ein saures Klima, in dem Fäulnisbakterien nicht lange überleben können. Sogar Fleisch und Wurst, wie luftgetrocknete Salami oder Schinken, bleiben auf diese althergebrachte Art länger frisch. Dass alle Milchsäurebakterien (»Laktobazillen«) auch auf den menschlichen Organismus positiv wirken, ist inzwischen wissenschaftlich erwiesen.

### Potente Bakterienkulturen

Doch können manche Laktobazillen mehr als andere – genau das machen sich Lebensmittelhersteller zunutze: Unter dem Begriff »Probiotika« (»pro bios« = für das Leben) fasst man ganz spezielle, lebende Helferbakterien aus Lebensmitteln, die im Darm durch ihre höhere Zahl schädliche Keime hemmen (»ökologische Konkurrenz«), das Immunsystem stärken und allgemein für mehr Wohlbefinden sorgen können. Entscheidend dabei ist: Damit Milchsäurebakterien unserer Gesundheit nützen können, müssen sie den Darm in hoher Zahl lebend erreichen. Traditionelle Joghurtkulturen wie zum Beispiel Streptococcus thermophilis und Lactobacillus bulgaricus sind jedoch empfindlich. Sie werden auf ihrem Weg durch den Verdauungstrakt unterwegs von Magensäure und Gallenflüssigkeit geschädigt. Damit eine ausreichende Zahl der nützlichen Mikroorganismen an den Wirkungsort gelangt, müsste man deshalb regelmäßig enorme Mengen von herkömmlichem Joghurt, rohem Sauerkraut und Mixed Pickles essen. Daher fahndeten Experten jahrelang nach robusteren Stämmen und stießen schließlich auf probiotische Bakterienkulturen, die alle nötigen Voraussetzungen mitbringen.

Einige Stämme vom Lactobacillus acidophilus und Lactobacillus casei spielen nun bei der Lebensmittelherstellung eine Hauptrolle, beispielsweise Lactobacillus Casei defensis. Ihr großer Vorteil: Sie sterben nicht wie ihre Verwandten an der selbst hergestellten Milchsäure und überleben auch die sehr saure Umgebung im Magen unbeschadet. Und darauf kommt es an.

Die probiotischen Bakterienstämme werden der Milch vor oder nach der Fermentierung mit den traditionellen Joghurtbakterien zugesetzt. Sie sind nicht gentechnisch verändert. Einige dieser Probiotika stammen aus dem menschlichen Darm. Der Grund: Bakterien, die aus dem menschlichen Organismus kommen, passen besser in sein Ökosystem.

Wer nun gesundheitliche Bedenken hat, kann beruhigt sein, denn Milchsäurebakterien – ganz egal, ob probiotisch oder nicht – gelten allesamt als komplett harmlos. Selbst wenn man das Gesundheitsbewusstsein maßlos übertreiben würde und regelmäßig pfundweise Joghurt mit einer probiotischen Spezialkultur essen sollte, blieben sehr wahrscheinlich nicht genügend Keime übrig, um die Verhältnisse im Darm gravierend zu verändern.

## Werbung und Wahrheit

Stark, fit, schön und schlank mit Probiotika – ganz so einfach, wie die Werbung uns das weismachen möchte, ist es nicht. Wie potent Darmbakterien mit Heilwirkung wirklich sind, konnten Wissenschaftler bislang noch nicht endgültig erforschen. Doch immerhin steht bereits fest:

- Probiotika fördern die bessere Verdauung von Milchzucker und regulieren die Beweglichkeit des Darmes.
- Bei Durchfällen, die durch Krankheitserreger, Antibiotika- oder Strahlentherapien verursacht wurden, wirken probiotische Keime vermutlich mildernd. Zumindest aber verkürzen sie die Erkrankungsdauer.
- Das Immunsystem soll durch Probiotika angeregt werden; es kann Keime oder Pilze besser bekämpfen. Das fanden Wissenschaftler der Bundesanstalt für Milchforschung in Kiel heraus.

## Präbiotika: das Futter für Probiotika

Präbiotika oder auch Prebiotika – was ist das schon wieder? Dabei handelt es sich um neu entdeckte Ballaststoffe. Sie lösen sich in Flüssigkeit auf und landen dann weitgehend unangetastet in den tieferen Darmbereichen, wo sich die gesundheitsfördernden probiotischen Bakterien sozusagen heißhungrig über sie hermachen. Die beim Abbau dieser Ballaststoffe entstehenden Säuren entziehen auf diese Weise zusammen mit den Probiotika Krankheitserregern die Lebensgrundlage.

Viele Experten meinen, dass die Wirksamkeit von Probiotika noch erhöht werden kann, indem man sie ganz gezielt »füttert«. Genau aus diesem Grund setzen viele Hersteller ihren Produkten zusätzlich auch Präbiotika zu. Genau wie Probiotika müssen auch die Präbiotika bestimmte Kriterien erfüllen, um für den Einsatz in der Lebensmittelherstellung zugelassen zu werden. Beispielsweise müssen sie gesundheitlich unbedenklich und unverdaulich sein. Enthält ein Produkt gleichzeitig Prä- und Probiotika, so wird es auch als »synbiotisch« bezeichnet (von »syn« = zusammen), da beide in Kombination einen besonders positiven Einfluss auf die Gesundheit ausüben. Die größte Gruppe der Lebensmittel, denen präbiotische Kulturen zugesetzt werden, ist immer noch die der Milcherzeugnisse. Dazu gehören Joghurts, Trinkjoghurts, Milchdrinks und einige Quarkvarianten. Auch Fruchtgetränke auf Getreide- und Gemüsebasis, Backmischungen, Müsliriegel, Kekse, Süßwaren, Säfte und Kautabletten können Präbiotika enthalten.

## Was Präbiotika für die Gesundheit tun

Als wichtigste Präbiotika gelten Inulin und Oligofruktose. Diese Naturstoffe sind als einzige gesetzlich für den Zusatz in Lebensmitteln zugelassen. Sie bestehen aus bis zu 60 Fruchtzuckermolekülen und kommen von Natur aus in rund 36 000 Pflanzen vor. Inulin und Oligofruktose sind daher auch in vielen alltäglichen Lebensmitteln wie zum Beispiel Knoblauch, Zwiebeln, Chicorée, Spargel und Getreide enthalten.

Neben ihrem Nährwert für die »guten« Darmbakterien nützen Präbiotika noch in mehrerlei Hinsicht unserer Gesundheit und unserem Wohlbefinden:

- Als Ballaststoffe können Präbiotika einen erhöhten Blutfettspiegel sowie erhöhte Cholesterinwerte senken. Sie binden im Darm cholesterinhaltige Gallensäuren, so dass diese besser ausgeschieden werden können. Außerdem verbessern sie unsere Ballaststoffbilanz: Die DGE empfiehlt täglich 50 Gramm Ballaststoffe, tatsächlich nehmen wir aber nur etwa 20 Gramm zu uns.
- Präbiotika eignen sich als Ersatzstoff für Fett und Zucker und können daher die Herstellung kalorienärmerer Varianten herkömmlicher Produkte ermöglichen.

## Empfohlene Mengen von Pro- und Präbiotika

- Wie viele Probiotika wir essen sollten, um wirklich einen gesundheitlichen Nutzen zu erreichen, weiß bislang niemand ganz genau. Nach heutigem Wissenstand gehen Experten aber davon aus, dass eine tägliche Mindestmenge von etwa 100 Gramm probiotischer Lebensmittel ausreichend ist.

▶ Einig sind sich alle Ernährungswissenschaftler darin, dass es auf die Regelmäßigkeit ankommt: Da die »guten« Helferbakterien im Darm Nachschub brauchen, um sich vermehren zu können, nimmt man am besten jeden Tag ein probiotisches Lebensmittel zu sich.

▶ Bei Präbiotika stellten Wissenschaftler eine positive Wirkung auf den Organismus ab rund 3,0 Gramm pro Tag fest. Leider geben viele Hersteller die enthaltenen Mengen noch nicht bei allen Produkten an. Experten schätzen, dass präbiotische Lebensmittel im Schnitt 1 bis 4 Prozent der löslichen Ballaststoffe enthalten. Verzeht man also rund 150 Gramm eines solchen Lebensmittels, käme man auf etwa 1,5 bis 6,0 Gramm Präbiotika. Um sein Gewicht muss man sich dabei übrigens nicht sorgen: Inulin bringt es auf lediglich 1 Kilokalorie pro 1 Gramm; Oligosaccharide enthalten pro Gramm nur 1,5 Kilokalorien.

## Antioxidantien: Jungbrunnen zum Trinken

Eine weitere Variante des Functional Food ist zwar flüssig, erfüllt aber alle Voraussetzungen dieses Begriffs: So genannte ACE-Getränke können dabei helfen, bestimmten Erkrankungen vorzubeugen, die durch die aggressiven freien Radikale zumindest mit verursacht werden. Gemeint sind damit schädliche Stoffe, die überall im Körper und auch in unserer Umwelt vorkommen. Sie gehen leicht Verbindungen mit anderen Stoffen ein und verändern sie dadurch. Forscher verdächtigen die freien Radikalen seit langem, mit Schuld zu sein bei der Entstehung von Herz-Kreislauf-Krankheiten, Krebs sowie bestimmten Augenerkrankungen (grauer Star). Auch beim Alterungsprozess der Haut und des Gehirns spielen sie eine nicht unbedeutende Rolle.

### Radikalefänger

So genannte Antioxidantien können die negativen Veränderungsprozesse (Oxidationsprozesse) von freien Radikalen stoppen – zumindest in einem gewissen Rahmen.

Besonders effektiv sind dabei die Vitamine C und E. Grund genug für viele Hersteller, ACE-Getränke anzubieten – also Getränke, die mit den »Radikalefängern« Vitamin C und E sowie zusätzlich Vitamin A angereichert wurden. Meist bestehen sie aus Möhren- und Orangensaft; häufig ist der Gehalt an Antioxidantien so hoch, dass man bereits mit ein bis zwei Gläsern den Tagesbedarf an diesen Vitaminen decken kann. Auf dem Etikett muss das konkret vermerkt sein, beispielsweise so: »100 ml entsprechen 50 % des täglichen Bedarfs nach WHO.«

## Phytosterine: segensreiche Fette

Bei den Phytosterinen, die zur großen Gruppe der so genannten sekundären Pflanzenstoffe gehören, handelt es sich um pflanzliche Fette. Im Aufbau kann man sie durchaus mit tierischem Cholesterin vergleichen. Allerdings ist ihre Wirkung genau entgegengesetzt, denn sie senken nachweislich den Spiegel des schädlichen LDL-Cholesterins im Blut. Das ist für alle von Bedeutung, die einen erhöhten Cholesterinspiegel haben – in Deutschland sind das schätzungsweise 75 Prozent aller Erwachsenen. Wer außer einem leicht erhöhten Cholesterinspiegel weitere Risikofaktoren wie einen bereits erlittenen Herzinfarkt, Bluthochdruck, Diabetes mellitus (Zuckerkrankheit), Übergewicht oder Rauchen aufweist, kann mit Phytosterin-Food ebenfalls vorbeugen. Übrigens spielt auch die erbliche Vorbelastung durch Herzinfarkt oder Schlaganfall als Risikofaktor eine Rolle.

### Der Favorit: ß-Sitosterin

Phytosterine kommen nur in den fettreichen Pflanzenteilen wie zum Beispiel den Samen vor. Unter allen Phytosterinen ist ß-Sitosterin das am meisten verbreitete. Es bildet mit dem Nahrungscholesterin ein großes, fest gebundenes Molekül, das die Darmwand nicht mehr passieren kann. Dadurch wird verhindert, dass Cholesterin aus der Nahrung überhaupt in den Körper gelangt.

ß-Sitosterin ist daher ideal, um die Aufnahme von Cholesterin aus der Nahrung zu verringern. Und das in erstaunlichem Ausmaß: Studien ergaben, dass man mit dem Verzehr von 3 Gramm Phytosterinen am Tag die Cholesterinaufnahme in den Körper um etwa 6 bis 10 Prozent senken kann.

Bei der Bekämpfung von freien Radikalen spielen Phytosterine ebenfall eine positive Rolle. Das macht sie zu wirksamen Schutzfaktoren gegen Herz-Kreislauf- sowie Krebserkrankungen.

Ein weiterer Pluspunkt des ß-Sitosterin: Es erhält die Funktionen von Blase und Prostata aufrecht. Da dieses Phytosterin unter anderem die Aktivität des Enzyms Alpha-Reduktase hemmt, kann es die Blasenmuskulatur funktionsfähig erhalten. Zusätzlich verhindert es, dass sich die Prostata bei Männern im Ater vergrößert.

## Wie viele Phytosterine tun uns gut?

Von Natur aus stecken Phytosterine vor allem in Nüssen, Getreidekeimen, Sonnenblumenkernen, Avocados und Soja. Doch inzwischen setzt man diese sekundären Pflanzenstoffe auch Margarine und seit der EU-Zulassung Ende 2004 auch Milchprodukten zu. In der EU sind Zusätze von Phytosterinen derzeit außerdem bei Frucht- und Sojagetränken, Gewürz- und Salatsaucen erlaubt.

Mit pflanzlicher Nahrung nehmen wir täglich etwa 160 bis 360 Milligramm Phytosterine zu uns, doch wird ein Teil davon nach Ansicht von Forschern durch andere Nahrungsbestandteile blockiert. Führt man den Stoff sozusagen künstlich zu, scheint er besser zu wirken. Darum ist es durchaus sinnvoll, Lebensmittel damit anzureichern. Allerdings empfehlen Experten nur Menschen mit einem erhöhten Cholesterinspiegel, solche Lebensmittel zu sich zu nehmen.

Die jeweils eingesetzten Stoffe und ihre Menge muss der Hersteller auf dem Etikett vermerken. Denn Phytosterine sind zwar zweifellos nützlich, haben aber im Über-

### Wer besser auf Phytosterine verzichtet

Nur in Absprache mit dem behandelnden Arzt oder gar nicht sollte mit Phytosterinen angereichertes Functional Food zu sich nehmen, wer

- an der (sehr seltenen) Phytosterinämie leidet, einer vererbten Störung der Phytosterinaufnahme;
- cholesterinsenkende Medikamente einnimmt (hier muss die Dosierung abgesprochen werden);
- schwanger ist oder stillt;
- unter 5 Jahre alt ist;
- weder einen erhöhten Cholesterinspiegel hat noch an Blasen- oder Prostatabeschwerden leidet.

maß möglicherweise auch negative Eigenschaften: Sie senken den Beta-Carotin-Spiegel im Blut. Aus diesem Grund empfehlen Ernährungsexperten, es nicht zu übertreiben und 1 bis maximal 3 Gramm Phytosterine täglich aufzunehmen. Das entspricht je nach Produktmarke ungefähr 20 bis 30 Gramm einer damit versetzten Margarine oder einem Joghurtdrink. Zusätzlich isst man am besten reichlich Vitamin-A-reiches Obst oder Gemüse, wie Möhren, Paprika, Tomaten, Brokkoli und Aprikosen, um einem eventuellen Beta-Carotin-Mangel vorzubeugen.

## Omega-3-Fettsäuren: nachweislich »herzensgut«

Seit entdeckt wurde, dass die Bewohner der Polarregionen, die Inuit, ein geringeres Herzinfarktrisiko hatten, suchten Forscher fieberhaft nach der konkreten Ursache. Fündig wurden sie schließlich aufgrund genauerer Untersuchung der Essgewohnheiten dieser Menschen, die sich vorwiegend von Fisch ernährten. Tatsächlich ergaben weitere Studien, dass bei Versuchspersonen, die täglich mindestens 30 Gramm Fisch zu sich nehmen, das Risiko eines tödlichen Herzinfarkts um 50 Prozent sinkt. Verantwortlich dafür sind die Fischöle beziehungsweise ihr besonders hoher Gehalt an so genannten Omega-3-Fettsäuren. In ausreichenden Mengen verbessern diese mehrfach ungesättigten Fettsäuren die Fließeigenschaft des Blutes, machen es also dünner, und beugen damit Gefäßkrankheiten vor. Von Natur aus sind die wertvollen Omega-3-Fettsäuren vor allem in fetten Kaltwasserfischen wie Makrele, Lachs und Hering enthalten, aber auch in einigen pflanzlichen Ölen.

Die wichtigsten Omega-3-Fettsäuren sind Docosahexaensäure (DHA) und Eicosapentaensäure (EPA), die hauptsächlich in Kaltwasserfischen vorkommen. Die Alpha-Linolensäure wiederum steckt in Lein-, Raps- und Sojaöl. Sie sind gleich wertvoll, aber nicht gleich wirksam. Zwar beeinflussen beide die Fließeigenschaften des Blutes positiv und beugen Gefäßerkrankungen vor. Doch braucht

## Was genau sind Omega-3-Fettsäuren?

Fettsäuren sind eine Verkettung von Kohlenstoffatomen und wie bei jeder Kette gibt es einen Anfang und ein Ende. Omega, der letzte Buchstabe des griechischen Alphabets, bezeichnet das letzte Kohlenstoffatom am Kettenende und dient zur Orientierung. Von dort zählt man bis zum dritten Kohlenstoffatom zurück, an dem die Kette zum ersten Mal durch eine Doppelbindung verbunden ist. Die Anzahl und Positionen der Doppelbindungen sind entscheidend, um zu erkennen, um welche Art Fettsäure es sich handelt. An eine Doppelbindung kann noch ein weiteres Molekül angelagert werden. Da Omega-3-Fettsäuren mehrere Doppelbindungen im Molekül enthalten, gehören sie zur Gruppe der mehrfach ungesättigten oder auch essenziellen Fettsäuren. Essenzielle Fettsäuren werden vor allem zum Aufbau von Zellmembranen benötigt, ein Mangel führt zu Stoffwechselstörungen. Manche mehrfach ungesättigten Fettsäuren können vom Körper nicht hergestellt werden und müssen deshalb über die Nahrung aufgenommen werden. Man bezeichnet sie daher manchmal auch (irreführend) als Vitamin F.

man nach Ansicht von Ernährungsexperten von der Alpha-Linolensäure täglich 1,0 bis 1,5 Gramm, um den guten Zweck zu sichern – von DHA und EPA hingegen nur ungefähr 0,3 bis 0,4 Gramm. Diese Menge nimmt in etwa auf, wer ein bis zwei Fischmahlzeiten wöchentlich isst und zusätzlich Raps- oder Sojaöl in der Küche verwendet.

Nicht nur im Süden Deutschlands, wo Fisch eher selten auf den Tisch kommt, gilt: Die durchschnittliche Zufuhr liegt weit unterhalb der empfohlenen Menge, die Herz und Kreislauf gut tun würde. Kein Wunder also, dass Lebensmittelhersteller die Versorgungslücke nutzen: Omega-3-Brot, Omega-3-Eier und Erfrischungsgetränke, die mit den wichtigen Fettsäuren angereichert sind, erhalten Sie inzwischen in jedem Supermarkt.

Übrigens klappt der Umkehrschluss in Sachen Gesundheit (leider) ebenso: Heute ernähren sich nur noch wenige Inuit vorwiegend von Fisch. Im Lauf der letzten 50 Jahre haben Burger, Pommes frites und Steaks auch bei den früher Eskimos genannten Menschen ihren Siegeszug angetreten. Die Folgen dieser westlichen Lebensgewohnheiten: Auch bei den Inuit steigt die Herzinfarktrate kontinuierlich an.

# WICHTIGE ADRESSEN

## Behörden & Öko-Prüfzeichen

▶ **Bundesministerium für Ernährung, Landwirtschaft und Verbraucherschutz (BMELV)**
Dienstsitz Bonn:
Besucheranschrift: Rochusstraße 1, 53123 Bonn
Postanschrift: Postfach 14 02 70, 53107 Bonn
Tel.: 02 28-529-0 oder 018 88-529-0
Dienstsitz Berlin:
Besucheranschrift: Wilhelmstraße 54, 10117 Berlin
Postanschrift: 11055 Berlin
Tel.: 030/20 06-0 oder 018 88-529-0
www.bmelv.de

▶ **Öko-Prüfzeichen GmbH & Informationsstelle Bio-Siegel/Geschäftsstelle Bundesprogramm Ökologischer Landbau in der Bundesanstalt für Landwirtschaft und Ernährung (BLE)**
Deichmanns Aue 29, 53179 Bonn
Tel.: 02 28-68 45-32 80
www.bio-siegel.de

## Verbraucherorganisationen

### Verbraucherzentralen bundesweit

▶ **Verbraucherzentrale Baden-Württemberg e.V.**
Vorstand Beate Weiser
Paulinenstrasse 47, 70178 Stuttgart
Tel.: 018 05-50 59 99 (Mo–Do 10.00 – 18.00, Freitag 10.00 – 14.00 Uhr; 0,12 Euro/Minute)
www.verbraucherzentrale-bawue.de

▶ **Verbraucherzentrale Bayern e.V.**
Geschäftsführer Erhard Kremer
Mozartstraße 9, 80336 München
Tel.: 089-539 87-0
www.verbraucherzentrale-bayern.de

▶ **Verbraucherzentrale Berlin e.V.**
Geschäftsführerin Gabriele Francke
Bayreuther Straße 40, 10787 Berlin
Tel.: 030-214 85-0 (Terminvergabe: 030-214 85-260)
www.verbraucherzentrale-berlin.de

▶ **Verbraucherzentrale Brandenburg e.V.**
Geschäftsführender Vorstand Alexander Bredereck
Templiner Straße 21, 14473 Potsdam
Tel.: 03 31-298 71-0
www.vzb.de

▶ **Verbraucherzentrale Bremen e.V.**
Verbraucherzentrale des Landes Bremen e.V.
Geschäftsführerin Irmgard Czarnecki
Altenweg 4, 28195 Bremen
Tel.: 04 21-16 07 77
www.verbraucherzentrale-bremen.de

▶ **Verbraucherzentrale Hamburg e.V.**
Geschäftsführer Dr. Günter Hörmann
Kirchenallee 22, 20099 Hamburg
Tel.: 040-248 32-0
www.vzhh.de

▶ **Verbraucherzentrale Hessen e.V.**
Geschäftsführender Vorstand Jutta Gelbrich
Große Friedberger Straße 13–17, 60313 Frankfurt/M.
Tel.: 018 05-97 20 10 (Mo – Do: 10 – 17 Uhr,
Fr: 10 – 15 Uhr; 12 Cent/Min.)
www.verbraucher.de

▶ **Verbraucherzentrale Niedersachsen e.V.**
Geschäftsführer Olaf Weinel
Herrenstraße 14, 30159 Hannover
Tel.: 05 11-91 19 60
www.verbraucherzentrale-niedersachsen.de

▶ **Verbraucherzentrale Mecklenburg und Vorpommern e.V.**
Geschäftsführender Vorstand Dr. Jürgen Fischer
Strandstraße 98, 18055 Rostock
Tel.: 03 81-208 70 50
www.nvzmv.de

▶ **Verbraucherzentrale Nordrhein-Westfalen e.V.**
Vorstand Dr. Karl-Heinz Schaffartzik
Mintropstraße 27, 40215 Düsseldorf
Tel.: 02 11-38 09-0
www.vz-nrw.de

▶ **Verbraucherzentrale Rheinland-Pfalz e.V.**
Geschäftsführerin Karin Stock
Ludwigstraße 6, 55116 Mainz
Tel.: 061 31-28 48-0
www.verbraucherzentrale-rlp.de

▶ **Verbraucherzentrale Saarland e.V.**
Geschäftsführer Jürgen Zimper
Haus der Beratung,
Trierer Straße 22, 66111 Saarbrücken
Tel.: 06 81-50 08 90
www.vz-saar.de

▶ **Verbraucherzentrale Sachsen e.V.**
Geschäftsführer Joachim Betz
Brühl-Center, Brühl 34–38, 04109 Leipzig
Tel.: 03 41-688 80 80
www.verbraucherzentrale-sachsen.de

▶ **Verbraucherzentrale Sachsen-Anhalt e.V.**
Geschäftsführer Volkmar Hahn
Steinbocksgasse 1, 06108 Halle
Tel.: 03 45-298 03 29
www.vzsa.de

▶ **Verbraucherzentrale Schleswig-Holstein e.V.**
Geschäftsführerin Annelie Braumann
Bergstraße 24, 24103 Kiel
Tel.: 04 31-59 09 90
www.verbraucherzentrale-sh.de

▶ **Verbraucherzentrale Thüringen e.V.**
Geschäftsführer Dr. Christian Koth
Eugen-Richter-Straße 45, 99085 Erfurt
Tel.: 03 61-55 51 40
www.vzth.de

## Andere Verbraucherorganisationen

▶ **Die Verbraucher Intiative e.V.**
Elsenstraße 106, 12435 Berlin
Tel.: 030-53 60 73-3
www.verbraucher.org/verbraucher.php/ cat/1/title/Home

▶ **Öko-Institut e.V.**
Geschäftsstelle Freiburg
Postfach 50 02 40, 79028 Freiburg
Tel.: 07 61-452 95-0
www.oeko.de

▶ **Greenpeace e.V.**
Große Elbstraße 39, 22767 Hamburg
Tel.: 040-306 18-0
www.greenpeace.de

▶ **aid infodienst**
Verbraucherschutz, Ernährung, Landwirtschaft e.V.
Friedrich-Ebert-Straße 3, 53177 Bonn
Tel.: 02 28-84 99-0
http://www.aid.de/

## Öko-Kontrollstellen in Deutschland

▶ **ABCERT GmbH** (DE 006 Öko-Kontrollstelle)
Auf dem Kreuz 58, 86152 Augsburg
Tel.: 08 21-346 76 50
www.abcert.de

▶ **ABCERT GmbH** (DE 006)
Martinstraße 42–44, 73728 Esslingen
Tel.: 07 11-351 79 20
www.abcert.de

▶ **Agrar-Beratungs- und Controll GmbH** (DE 064)
An der Hessenhalle 1, 36304 Alsfeld
Tel.: 066 31-784 90
zwick@abcg-alsfeld.de

▶ **AGRECO R. F. Göderz GmbH** (DE 012)
Mündener Straße 19, 37218 Witzenhausen
Tel.: 055 42-40 44
www.agrecogmbh.de

▶ **Agro-Öko-Consult Berlin GmbH** (DE 043)
Rhinstraße 137, 10315 Berlin
Tel.: 030-54 78 23 52
www.aoec.de

▶ **Ars Probata GmbH** (DE 044)
Möllendorffstraße 143, 13067 Berlin
Tel.: 030-47 00 46 32
www.ars-probata.de

▶ **BCS Öko-Garantie GmbH** (DE 001)
Cimbernstraße 21, 90402 Nürnberg
Tel.: 09 11-42 43 90
www.bcs-oeko.de

▶ **Certification Services International GmbH** (DE 026)
Flughafendamm 9a, 28199 Bremen
Tel.: 04 21-597 73 22 und 04 21-59477-0 (Zentrale)
www.csicert.com

▶ **EG-Kontrollstelle Kiel** (DE 009)
Holstenstraße 106–108, 24103 Kiel
Tel.: 04 31-979 73 15
www.eg-kontrollstelle-kiel.de

▶ **Fachverein Öko-Kontrolle e.V.** (DE 034)
Karl-Liebknecht-Straße 26, 19395 Karow/Meckl.
Tel.: 03 87 38-707 55
www.fachverein.de

▶ **GfRS Gesellschaft für Ressourcenschutz mbH** (DE 039)
Prinzenstraße 4, 37073 Göttingen
Tel.: 05 51-586 57
www.gfrs.de/index.html

▶ **Grünstempel Ökoprüfstelle e.V., EU-Kontrollstelle für ökologische Erzeugung und Verarbeitung landwirtschaftlicher Produkte** (DE 021)
Windmühlenbreite 25 D, 39164 Wanzleben
Tel.: 03 92 09-466 96
gruenstempel@web.de

▶ **IMO Institut für Marktökologie GmbH** (DE 005)
Obere Laube 51/53, 78462 Konstanz
Tel.: 075 31-81 30 10
www.imo.ch

▶ **INAC International Nutrition and Agriculture Certification GmbH** (DE 024)
In der Kämmersliethe 1, 37213 Witzenhausen
Tel.: 055 42-91 14 00
inacgmbh@aol.de

▶ **Kontrollstelle für ökologischen Landbau GmbH** (DE 032)
Dorfstraße 11, 07646 Tissa
Tel.: 03 64 28-609 34
kontrollstelle@t-online.de

▶ **Kontrollverein ökologischer Landbau e.V.** (DE 022)
Vorholzstraße 36, 76137 Karlsruhe
Tel.: 07 21-352 39 10
www.kontrollverein.de

▶ **Lacon GmbH** (DE 003)
Weingartenstraße 15, 77654 Offenburg
Tel.: 07 81-919 37 30
www.lacon-institut.com/de_start.php

▶ **Landwirtschaftliche Beratung der Agrarverbände** (DE 061)
Siedlerstraße 3a, 03058 Groß-Gaglow
Tel.: 03 55-54 14 66
labgmbh.cottbus@t-online.de

▶ **Ökokontrollstelle der RWTÜV Systems GmbH** (DE 063)
Langemarckstraße 20, 45141 Essen
Tel.: 02 01-825 34 04
OEKO-Kontrollstelle@rwtuev.de

▶ **ÖKOP – Vereinigte Kontrolldienste** (DE 037)
Schleßische Straße 17d, 94315 Straubing
Tel.: 094 21-70 30 75
www.oekop.de

## Öko-Kontrollstellen in Österreich

▶ **AT-N-01-BIO**
ABG Austria Bio Garantie
Gesellschaft zur Kontrolle der Echtheit biologischer Produkte GmbH

Königsbrunner Straße 8, A-2202 Enzersfeld
Tel.: +43-22 62-67 22 12
www.abg.at

▶ **AT-O-01-BIO**
BIOS, Biokontrollservice Österreich
Feyregg 39, A-4552 Wartberg
Tel.: +43-75 87-71 78
www.bios-kontrolle.at

▶ **AT-O-02-BIO**
LACON GmbH
Linzerstraße 2, A-4150 Rohrbach
Tel.: +43(0)72 89-409 77
www.lacon-institut.at

▶ **AT-O-04-BIO**
GfRs – Gesellschaft für Ressourcenschutz mbH
Prinzenstraße 4, D-37073 Göttingen
Tel.: +49-551-586 57
www.gfrs.de

▶ **AT-S-01-BIO**
SLK, Salzburger Landwirtschaftliche Kontrolle GesmBH
Maria-Cebotari-Straße 3, A-5020 Salzburg
Tel.: +43-662-64 94 83-0
www.slk.at

▶ **AT-T-01-BIO**
Kontrollservice BIKO Tirol
Brixner Straße 1, A-6020 Innsbruck
Tel.: +43(0)5-92 92-31 00
www.biko-tirol.at

▶ **AT-W-01-BIO**
LVA, Lebensmittelversuchsanstalt
Blaasstraße 29, A-1190 Wien

Tel.: +43-1-368 85 55
www.lva.co.at

▶ **AT-W-02-BIO**
SGS, Austria Controll-Co. GesmbH
Diefenbachgasse 35, A-1150 Wien
Tel.: +43(0)15 12 25 67-0
www.sgsaustria.at

## Öko-Kontrollen in der Schweiz

Die meisten Schweizer Bio-Bauernhöfe unterstehen der Kontrolle der Zertifizierungsstelle »bio.inspecta« in Frick. Die großen Öko-Verbände (Bio Suisse, Demeter, Migros Bio) haben dieser Firma den Auftrag für die Labelzertifizierung übergeben. Einen Teil der Inspektionen auf den Höfen erledigt die Firma Bio Test Agro (BTA) in Riedwil. Eine weitere Kontrollstelle gibt es in der Westschweiz: Die Interkantonale Zertifizierungstelle OIC in Lausanne ist spezialisiert auf Ursprungszertifizierungen (AOC usw.), zertifiziert aber auch eine Reihe von Bio-Weinbaubetrieben, die ihre Bio-Produkte unter »Vitiswiss« vermarkten.

### Kontrollstellen für Biolandbau, Verarbeitung und Handel

▶ **bio.inspecta AG**
Ackerstrasse, Postfach, CH-5070 Frick
Tel.:+41(62)865 63 00
www.bio-inspecta.ch

▶ **Bio Test Agro AG**
Grüttstrasse 10, CH-3474 Rüedisbach
Tel.: +41(62)968 19 77
www.bio-test-agro.ch

▶ **OIC**
Jordils 3, CH-1000 Lausanne 6
oic@swissonline.ch

## Zusätzliche Kontrollstellen für Verarbeitung und Bio-Handel

▶ **IMO Group Office** – Institut für Marktökologie
Weststrasse 51, CH-8570 Weinfelden
Tel.: +41(0)71-626 06 26
www.imo.ch

▶ **SQS – Schweizerische Vereinigung für Qualitäts- und Managementsysteme**
Bernstrasse 103, CH-3052 Zollikofen
Tel.: +41(0)31-910 35 35
www.sqs.ch

## Bio-Verbände in der Schweiz

▶ **Bio Suisse**
Margarethenstrasse 87, CH-4053 Basel
Tel.: +41(0)61-385 96 10
www.bio-suisse.ch

▶ **Migros Bio** – Migros-Genossenschaftsbund 1
Limmatstrasse 152, Postfach, CH-8031 Zürich
Kundenservice-Tel.: 08 48-84 08 48 (nur Inland)
www.migros.ch

▶ **Demeter-Verband**
Verein für biologisch-dynamische Landwirtschaft
Stollenrain 10, Postfach 344, CH-4144 Arlesheim
Tel.: +41(0)61-706 96 43
www.demeter.ch

# Verbände der ökologischen Landwirtschaft in Deutschland

▶ **Bioland – Verband für organisch-biologischen Landbau e.V.**
Kaiserstraße 18, 55116 Mainz
Tel.: 0 61 31-239 79-0
www.bioland.de

▶ **Biopark e.V.**
Rövertannen 13, 18273 Güstrow
Tel.: 038 43-24 50 30
www.biopark.de

▶ **Demeter-Bund e.V.**
Brandschneise 2, 64295 Darmstadt
Tel.: 061 55-84 69-0
www.demeter.de

▶ **Gäa e.V. – Vereinigung Ökologischer Landbau**
Am Beutlerpark 2, 01217 Dresden
Tel.: 03 51-401 23 89
www.gaea.de

▶ **Naturland – Verband für naturgemäßen Landbau e.V.**
Kleinhaderner Weg 1, 82166 Gräfelfing
Tel.: 089-89 80 82-0
www.naturland.de

## Weitere Adressen

▶ **Deutsche Gesellschaft für Ernährung e.V.**
Godesberger Allee 18, 53175 Bonn
Tel.: 02 28-37 76-600
www.dge.de

▶ **QS Qualität und Sicherheit GmbH**
Margaretenstraße 1, 53175 Bonn
Tel.: 02 28-350 68-0
www.q-s.info

▶ **CMA Centrale Marketing-Gesellschaft der deutschen Agrarwirtschaft mbH**
Koblenzer Straße 148, 53177 Bonn
Tel.: 02 28-84 70
www.cma.de

## A



## B



## C



## D



## E



## F



## G



## H



## I



## K



## L